薬を使わずに子どもの心を元気にするには?

はじめに

「子どもを元気にさせたい、でも薬は飲ませたくない」という保護者の方が私のクリニックにはたくさん来られています。「不登校」の相談が多いです。

私は薬物療法が悪いとは思っていません。が、「薬はあまり飲ませたくない」というのは親として自然な考えだと思います。

私は精神科医ですが、専門は心理学です。

日々、保護者の方や本人と「ああでもない、こうでもない」と相談して、なるべく薬を使わずに子どもの心が元気になるように工夫しています。

ですが、難しいです。

現代は若い人にとって生きにくい時代です。「生きていてもろくなことがない」と感じている若い人は多いです。自殺する人は減らず、不登校や引きこもりの人は数十万人と言われています。一度きりの人生です。ぜひ「生まれてきて良かった」「生きるのが楽しい」と感じられるようになってほしいと思います。何とか工夫したいものです。薬を飲めば解決するというものではありません。

普段子どもや保護者の方と話している通りのことを書いてみました。少しでもお役に立てればと思います。

それから、「大人の心を元気にする方法」も、基本的には子どもと同じです。大人の方も、薬を使わずに心が元気になるためにこの本を参考にしていただければと思います。

なお、この本は吉備人出版の『心を育てる子育てマニュアル』『私の子育て、これでいい？』の姉妹版です。それらも参照していただければ幸いです。

—目次—

第1章

薬を使わずに子どもの心を元気にするには？

Q 小学校4年生の女の子ですが、不登校になり、心療内科につれて行ったら「抗うつ剤」を処方されました。これを飲ませていたら元気になるのでしょうか？

A

薬を飲んでみるのも悪くはないと思います。脳内のセロトニンという物質を増やすとされている薬であり、気持ちが明るくなると言われています。

しかし、こういう時、親はもっと大事なことを考えるべきではないでしょうか？不登校というのは、学校に行けるかどうかというような表面的な問題ではなく、もっと大きな問題を含んでいるからです。

長期的に見て「元気で社会人になれるだろうか？」ということです。普通、親の方が先に死にます。親が居なくなっても元気で楽しく生きていってほしいものです。一回きりの人生です。できれば「生まれてきてよかった」「生きるのが楽しい」と感じて人生を生きてほしいと思います。

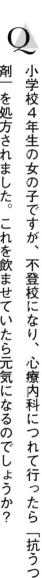

薬を飲ませるのもいいけれど、子ども全体のことを考え直すいいチャンスかもしれません。

理想的な親などいません。親は子育てで何か大切なことを見落としていたのかもしれません。今から、子どもの幸せのために、どんなことを考えどんな工夫をしていくべきでしょうか？　子どもが「元気で社会人になれる」ために、親は今、何を考え何を工夫すべきでしょうか？

Q 子育ての基本的考え方を教えてください。

A 子どもは3つの方向に発達します。

1．身体の強さ
2．対人関係の能力
3．知的な能力

1、2、3の順に重要です。

3つの能力が身につけば「元気で社会人に」なれます。

薬を使わずに、この3つの能力を伸ばしていくことを考えていこう、というのがこの本の趣旨です。

1の「身体の強さ」とは、具体的には「暑さ

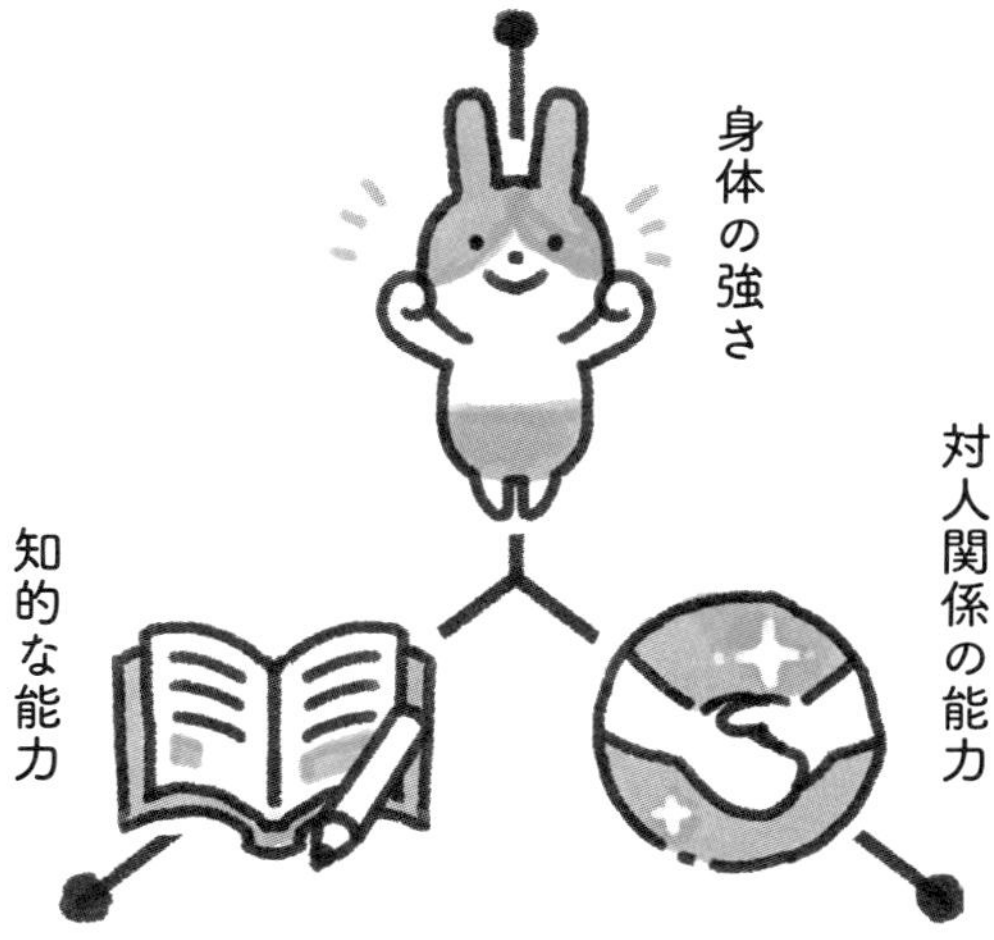

寒さに強いこと、持久力があること」。

2の「対人関係の能力」とは、具体的には「嫌なことでも他人のために頑張れる能力」「友達と仲良くできる能力」。

3は「知識や経験」。

これらの能力がきちんと伸びていけばちゃんと大人になれます。元気で社会人になれます。子どもであれば、学校に行けます。

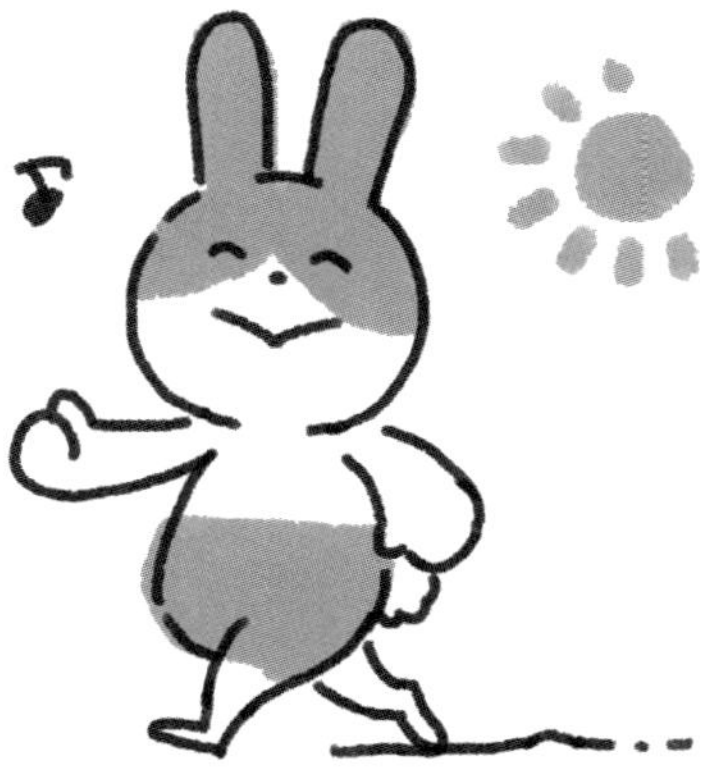

「心」とは何か、という問題がありますが、「心が成長する」ということは総合的に見てこの3つが成長することでしょうね。この3つの成長は互いに切っても切れないものがあります。
※なお、長期的に見ると、この3つが育った上で、「アイデンティティ」といって「自分に合った、自分で納得できる生き方をつかみ取っていくこと」が必要になります。これについては後で述べます。

Q 子どもが学校を休んでいるのですが、学校に行かせないといけないのでしょうか？学校の役割とは何なのですか？

A

学校の役割とは、結局は前述の1、2、3を伸ばすことです。その意味で、学校には行った方がいいでしょうね。

150年前の明治時代に日本に学校教育が導入された時、学校教育の役割とは、「3」の知識を身につけることだったと思われます。親も「学校で学問してこいよ」と言って送り出していたはずです。教師の役割は「学問を教えること」でした。

ところが現代の日本では、良くも悪くも学校の役割が大きく変わってしまい、単に学問をする所ではなく「人間関係の能力も身につける所」「身体も健康にする所」というようになってきました。学校で「歯磨きの仕方」とか教えていますよね。

考えてみれば学校とは便利な所です。学校にさえ行かせておけば先生たちが「身体を強くして」くれたり「人間関係の能力を伸ばして」くれたりしますので。

別の見方をするなら、親の力で1、2、3を伸ばしてやれるのなら、学校に行かせる必要はないのです。

子どもが不登校になったとき、親は一度覚悟を決めた方がいいかもしれません。「この子の身体の強さ、人間関係の能力、知的な能力は、私たち親が責任を持って伸ばしてやるのだ」と。

Q 子どもの心の治療についての考え方は？

A 子どもの心については「治す」というよりも「育てる」という考え方をすべきです。「薬を飲ませて治す」というよりは「じっくり育て直す」感じです。植物を育てる感じですね。植物を元気に育てるにはどうしたらいいでしょうか？ いい土と、水と、太陽の光と。肥料もあった方がいいでしょう。最近よく言われるのは「植物も、ほめてもらった方がよく育つ」ということです。「バカ」と言って育てるよりも、どういうわけか「いい子ね、きれいだね、えらいね」と言って育てた方が、植物も元気に育つそうです。不思議ですね。人間の子どもも同じです。植物の種といっしょで、子どもは本来、いい環境に置かれさえすれば元気に育つ力を持っているはずですので、それを引き出す感じです。

Q 子育ての基本は？

A

「ほめる、共感する、約束を守る」の３つのくり返しです。もう一つ付け加えるとすれば、「しかるときは、一つだけのことを、短く強く愛情を持って」です。

これらをくり返しながら「強い身体を持つ」「人間関係の能力をつける」「知識や経験を持つ」ように育てていこう、というのが子育てについての私の基本的考えです。

Q　薬を使わずに、脳はどうやったら元気になりますか？

A

ほめる、共感する、約束を守る、のくり返しなのですが、もう少し詳しく述べます。

次のようにすると脳は元気になります。これは大人も子どもも同じです。

［脳を元気にする方法］

ほめてもらう

共感してもらう

約束をちゃんと守ってもらう

好きな人と一緒に居る

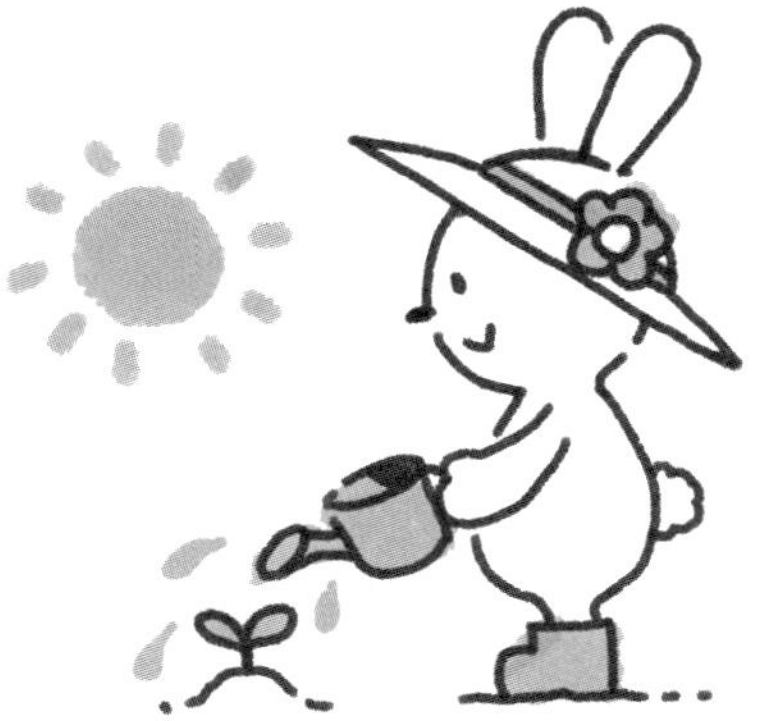

笑顔を見る
むだなケンカをしない
話をちゃんと聞いてもらう
楽しい話を聞かせてもらう
どんな話が楽しい話なのか、という問題がありますが）
身体を動かす（スポーツをする）
きれいな音楽を聞く
歌う
楽器を演奏する（音楽関係のことはすべて脳のために良い）
美しいものを見る（芸術関係のものはすべて脳のために良い）
※ギリシア神話の「アポロン」は医学と芸術とスポーツの神様でした。人をいやす、芸術をする、スポーツをする、この3つは根底でつながっているのでしょうね。
感動する
陽に当たる
眠る（夜に眠ることが大切です。昼でなくて）

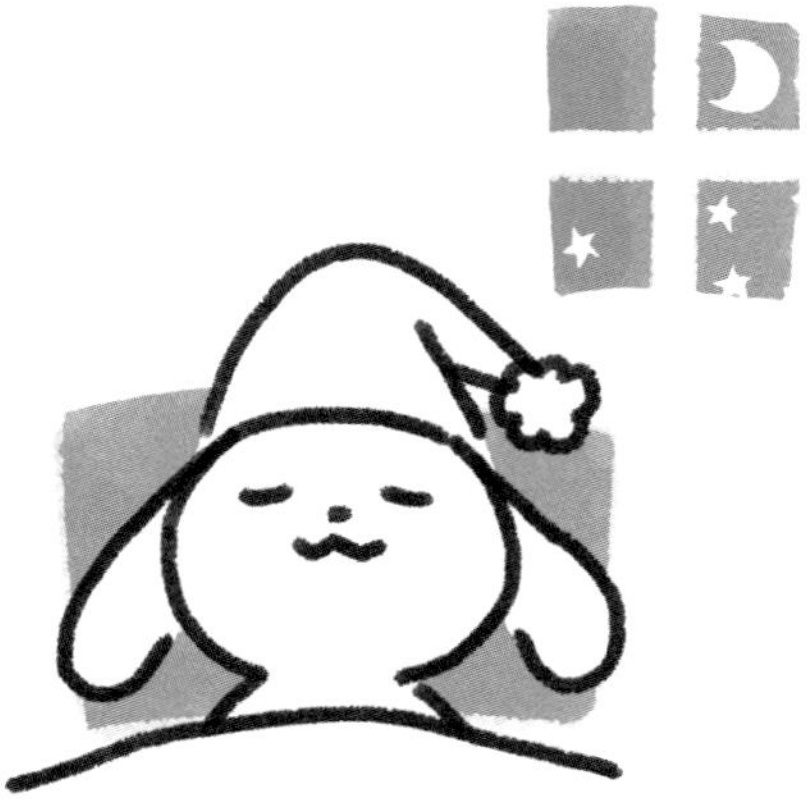

早起きする
早起きして、陽の光を浴びて汗が出るくらい運動する
音楽に合わせて、仲のいい人たちと動く（つまり、踊る）
自分のペースで行動させてもらう（せかされない）
色々な人に会う（家族以外の人に会う）
色々な場所に行く（一カ月に行くところが7カ所以上あるといい）
一日一日を楽しいものにする。「ああ、今日も一日楽しかったな。きっと明日も楽しい一日になるだろうな」と思って一日が終わるようにする。

Q　どんな風にすると脳の元気がなくなりますか？

A

右記の逆をすると脳の元気がなくなります。気持ちが暗くなったり、やる気がなくなったり、切れやすくなったり、死にたくなったりします。

［脳の元気をなくす方法］
しかられる
共感してもらえない（気持ちをわかってもらえない）

約束を破られる（人が信用できなくなります）
「へりくつ」を言われる（「へりくつ」を言われるのは「約束を破られる」のと同じ意味になります）
嫌いな人と一緒に居る
嫌な表情の顔を見る（怒った顔、不機嫌な顔、無表情な顔）
むだなケンカをする
じっとして考え事をする
じっと座ってゲームを続ける
パソコンやスマホの画面を見続ける（人間の目は元来「太陽光の反射光」を見るように出来ています。人工的な光を見続けるのは脳にストレスになります）
話をちゃんと聞いてもらえない
嫌な話を聞かされる
「聞き役」をさせられる（聞き役になるのは人間にとってストレスです）
説教される

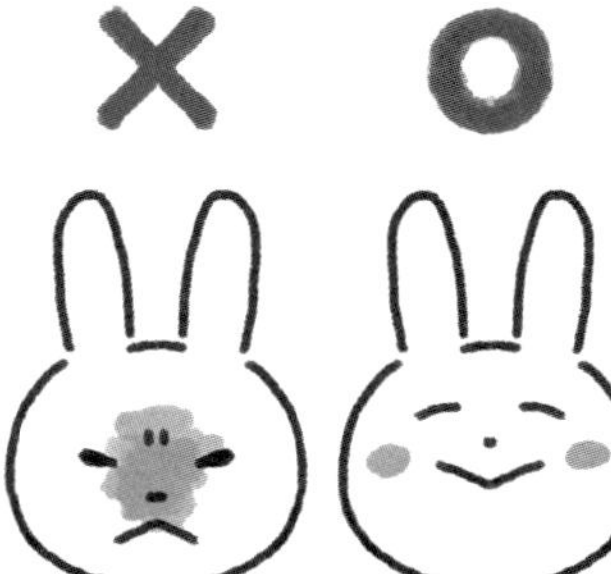

嫌な音を聞く
美しくないものを見る
散らかった、不潔な部屋で過ごす
陽に当たらない
深夜に起きている（昼夜逆転）
せかされる（せかされるのは、しかられるのと同じ意味になります）
家から出ない（一カ月に行く場所が２カ所か３カ所しかない）（一カ月に行く所が７カ所以上あるのがいいのです）
家族以外の人と会わない
一日一日が嫌だと感じて過ごす

Q　中学生の子どもが、引きこもって一日中ゲームをしています。どうやったらゲームをやめさせられますか？

A　ゲームをするのが悪い、とは私は思っていません。が、子どもがゲームばかりしていると、結果的に前述の「脳の元気をなくす方法」と同じになってしまいますね。

つまり、

じっとして座っている

運動をしない

陽に当たらない

しかられる（「ゲームをやめなさい」と）

しかられる（「学校に行きなさい」と）

昼夜逆転になる

家族以外の生きた人間と会わない

人の笑顔を見ない

人の不機嫌な顔を見る

などです。

私は、ゲームはすればいいと思っています。ゲームもして、それ以上に脳のためにいいことをすればいいのです。つまり、陽に当たったり、スポーツをしたり、ほめてもらったりです。

それから、「7コの法則」ですね。引きこもりにならないように、行く場所を増やす努力はすべきです。

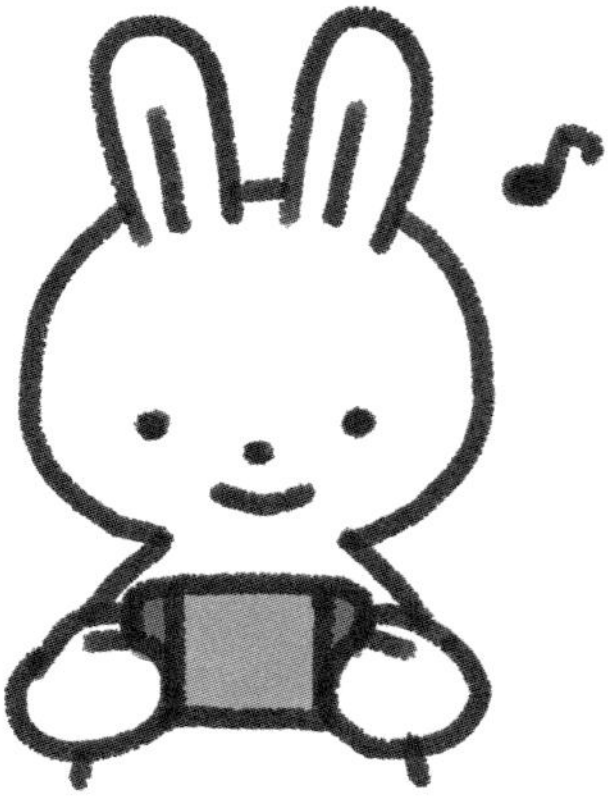

Q 「7コの法則」というのはどんなものですか？

A

これは、世間で昔から言われていることですね。私は広島にいる時に一般の人から聞きました。

「人は、一カ月に行く所が7カ所以上あると落ち着く」

「人は、楽しいと思うことが7つ以上あると落ち着く」というものです。

これは、とても当たっていると思います。

たとえばですが、私のクリニックに通われている大人のうつ状態の人に「一カ月で行く所はどことどこですか？」と聞いてみることがありますが、「会社と家」と答える方が居られます。「2カ所」ですね。「会社と家とコンビニ」と答える方も居られます。「3カ所」ですね。つらいことだと思います。こんな人が元気になれるはずがないですよね。一見むだなようでも「行きつけの喫茶店がある」とか「時々ギターを習いに行っている」とか、行く所がたくさんあるというのはとても大事なことです。

子どもも同じです。私は「学校に行きなさい」とは言いませんが「行く場所を増やしましょう」とは言います。登校するかはさておき、引きこもりにならないようにしましょう、行く場所を増やしましょう、ということです。たとえば時々家族と一緒にカラオケに行くとか、おけいこごとで絵画教室に行くとかです。一カ月に行く所を7カ所作るのが目標です。図書館とかプールとかおばあちゃんの家とか動物園とか。

楽しいと感じることを7個以上見つけることも大事です。「料理を作る」とか「友達とピンポンに行く」とかです。趣味を広げるということですね。「一人遊び」でない楽しみがいいです。できれば家族以外の人と楽しむものが良いです。たとえば、「いとこの家族とキャンプに行く」などはとてもいいですね。

Q 小学生の子どもが「発達障がい」と診断を受けています。発達障がいの子でも元気で社会人になれるでしょうか？

A なれます。

「身体の強さ」「人間関係の能力」「知識や経験」の3つの能力を丁寧に工夫して伸ばしてやれば、ちゃんと元気で社会人になれます。

ただし、発達障がいの傾向のある子は、この3つの能力を伸ばすのが難しいです。

Q どんな風に難しいのですか？

※「発達障がい」というのは一般的には「学習障がい」「自閉スペクトラム症・アスペルガー症候群」「注意欠如・多動性障がい（ADHD）」の３つを言います。またそれぞれ重症・軽症や個性があるので一人ひとりちがうのですが、一般的なことを述べます。

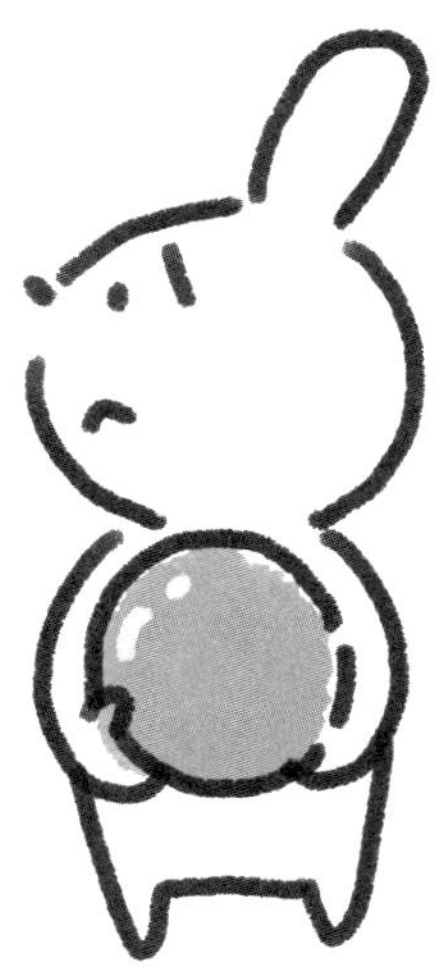

A

まず１つ目の「身体の強さ」ということですが、発達障がいの子どもは「スポーツ」が嫌いなことが多いのです。これは子育ての上でなかなか深刻なことです。身体を強くするには「鍛える」ことが必要ですが、これが難しいのです。「スポーツを好きになる」ところから始めないといけません。発達障がいの子どもにスポーツの楽しさをわかってもらうことは、それだけでも大変なことです。

それから２つ目の「人間関係の能力」ですが、特に自閉スペクトラム症の子どもは先天的に「コミュニケーションの障害」があるのですから「人間関係の能力」を伸ばしていくのがとても難しい。

自閉スペクトラム症の子はむしろ3つ目の「知識や経験」の方が伸ばしてやりやすいかもしれませんね。頭が良くて、ある特別の分野では知的好奇心が旺盛なことが多いので。ということで、特に1つ目・2つ目の能力を伸ばすのにとても苦労します。が、丁寧にやれば可能だと私は思っています。しかったら失敗ですので、しからずに工夫していくのです。

Q 発達障がいの子どもで「元気で社会人になれた」子どもの実例を教えてください。

A

事例A子さん　初診時小学校2年生　女性　（架空のケースです。本書の症例はいずれも架空のケースです）

保育園で、自分の欲しいおもちゃを他の子が持っていると、その子の手に噛みつくなどの症状があり、小児神経科を受診。「自閉スペクトラム症」と診断されました。知能指数は低くありません。鎮静のための薬などが処方されました。小学校は支援クラス（と交流クラス）です。心理学的な対応も考えようと、小2のとき父母と共に当院を受診されました。

小児神経科への通院も継続されました。

当院では女性の臨床心理士のプレイセラピー（遊戯療法）を始めました。母の名前でカルテも作っていただき、母親や父親と私で「子育て相談」を続けました。子育て相談で何を相談するかというと、一口で言うと「いかにして、しからずに育てるか」「いかにして、一日一日を楽しく過ごさせるか」です。私より以下のような方針を示し、これに沿って相談を続けました。

（１）なるべくしからないようにする（発達障がいの子育てはこれがとても難しいのですが）。しかると子どもの自己イメージが悪くなり、親との基本的信頼感がこわれてしまいます。

（２）一日一日が「ああ、楽しかったなあ、明日もきっと楽しいだろうな」と感じられて終わるようにする。ただし、「楽しい」というのは「一人遊び（ゲームなど）をして楽しい」のではなく「他の人と過ごして楽しい」の意。

（３）子育ては植物を育てるのと同じ。すぐに結果は出ないが、一日一日を楽しくしておくと、少しずつ心と身体が育っていく。長期的には立派な樹になる。

（４）親もゆとりが大切。できればいつも子どもに笑顔を見せているようにしたい。そのためには親も趣味を楽しむなどゆとりを持っていることが大切。子育ては長期戦なので。また、父母がなるべく仲良くして家庭の雰囲気を良くしておくことも大切（実はとても難しいことなのですが）。

（5）長期的な目標としては

〈中学生活では〉

（中学校の3年間が人生の中でもとても大事です。中学の3年間を楽しく過ごした人は、落ち着いて自分に自信のある、安定した人格を持つようになります。単に登校できているだけでなく、一日一日を楽しく充実して過ごせていることが大切です。）

スポーツ好きになり、できれば「運動部」に入ることを目指す。

あるいは楽器好きになって吹奏楽やバンド演奏が出来るようにする。

中学校を「楽しい思い出の時期」として終えさせてあげたい。そうすると自分に肯定的なイメージを持って一生を生きることができる。

理想としては「スポーツマンになって、おしゃれもして、女の子の友達がたくさんできて、男の子にモテるようになる」。

あるいは「音楽好きで、楽器ができて、おしゃれもして、女の子の友達がたくさんできて、男の子にモテるようになる」。

〈高校では〉

アルバイトをすすめる（高校生でアルバイトができていたら社会人になれる）。

趣味を増やす（7コの法則）。

〈もし大学まで行ったら〉

何でもいいから資格を取る（働くためというよりも自信をつけるため）。

アルバイトをすすめる。

友達と仲良くする。「彼氏」ができるとさらにいい（大学生でアルバイトができていて友達や彼氏と上手に付きあえていれば、ちゃんと社会人になれる）。


小学校の支援クラスでは国語や算数などを丁寧に教えてもらい、音楽や体育は「交流クラス」で一般の子どもたちと過ごさせてもらい、修学旅行にも行き、楽しい思い出として小学校を終えることができました。日曜日には親はなるべく外に連れて行ってやり、水泳教室や卓球教室やバレエやジャズダンスやギターの教室の見学に連れて行ってやり、なんとか「スポーツ好き」「音楽好き」の子にしてあげようと工夫しました。中学校の3年間を楽しいものにする下準備の意味です。それと、放っておくと一人で家でゲームをして終わってしまうので、それを防ぐ意味もあります。

中学校も支援クラスと交流クラスで過ごしました。クラブ活動は、残念なことに運動部や吹奏楽部には入れませんでしたが、美術部に入りました。A子さんはマンガやイラストが好きなのです。幸い、顧問の先生が発達障がいなどに理解のある方で、また部活動自体も活発で、A子さんはおだてでもらって文化祭のポスターなども描き、好評でほめてもらい自信もついたようです。

高校は何とか私立の普通科のB高校に入れてもらいました。わりあい発達障がいについて理解のある高校です。「ボランティア部」に所属し、土曜日は友達や顧問の先生と募金活動をしたり動物園の清掃活動をしたりして過ごしました。漢字検定四級の資格も取りました。「大学に行きたい」と言うようになりました。

C大学（発達障がいに理解のある大学）に合格。日本史を専攻。友達も（先生のサポートもあって）できて、一緒にアルバイト（交通量調査など）もするようになりました。「漢字検定二級」などの資格も取りました。彼氏はできていませんが男性の友達はいます。おしゃれもされています。今は就職について色々検討しておられます。

長い経過ですが、薬を使わずに家族が工夫し、上手に社会資源を利用し、本人も自分の特性を受け入れて努力し、何とか社会人になれそうになっている事例です。

Q 子どもを学校に行かせるのが親の役割ではないでしょうか？

A

私の考えは少し違います。

親の役割は「3つの能力」つまり「身体の強さ」「人間関係の能力」「知的な能力」を伸ばすことです。もちろん、学校に行かせれば学校の先生が3つの能力を伸ばしてくれるのですが、必ずしも学校に行かなくてもこの3つの能力がちゃんと伸びている子はいます。親は学校に行かせることばかりを考えるべきではないと思います。無理やり学校に行かせようとすると「むだなケンカをする」ことになり、失敗です。

私は、学校に行かそうとするよりも「7コの法則」で、どこでもいいから家以外の所に行かせるのが良いと思っています。

学校に行ってなくても「3つの能力」が伸びている子はいます。

Q 学校に行ってないけれども3つの能力が伸びている例を教えてください。

A A君。小学校4年生で不登校となりました。両親は「しかったら失敗」「ほめて育てるのが大切」「3つの能力を伸ばさないといけない」とよく理解され、サッカー教室とか水泳教室とか空手教室とか合気道の教室とか、親と一緒にいろいろ見学に行きました。結局「合気道」が合ったようです。その後、フリースクールに通い、学習塾にも行くようになりました。現在、通信制高校の2年です。スーパーマーケットのレジ打ちのアルバイトを週に4回しており、「彼女」もいます。元々頭のいい子で学問にも興味があり、私立の大学の法学部への進学を考えています。

このケースでは合気道をすることで「身体の強さ」と「人間関係の能力」が着実に身につきました。また、学習塾に行ったので数学・国語などの基礎学力は身についたのです。親の工夫と本人の努力で「3つの能力」が身につき社会人に近づいている事例です。

一般的には、高校生でアルバイトができていれば、大人になってもちゃんと働けます。社会人になれます。彼の人生はまあ大丈夫でしょう。

Q 「7コの法則」は大人にも当てはまりますか？

A　当てはまります。大人でも、一カ月に行く所が7カ所以上あるようにしておいた方がいいし、楽しみが7つ以上あるようにしておいた方がいいです。

たとえば、ある中間管理職のBさん（男性）ですが（私のクリニックを「抑うつ状態」で受診された方です）、「この一カ月で行ったことのある所」を書き出してもらったところ、

会社
家
会社近くのコンビニ

でした。3カ所です（何と、一カ月で行った場所が3カ所しかないのです）。

「楽しいと思うこと」を書き出してもらったところ

家でビールを飲むこと

の一つだけでした。

私は本人と奥様と相談し、「よく行く場所」を増やし、「楽しいこと」を増やしていくことを提案しました。会社にも事情を言って仕事と責任を少し減らしてもらいました。抗うつ剤も少し処方しました。

半年後、「よく行く場所」を書き出してもらうと

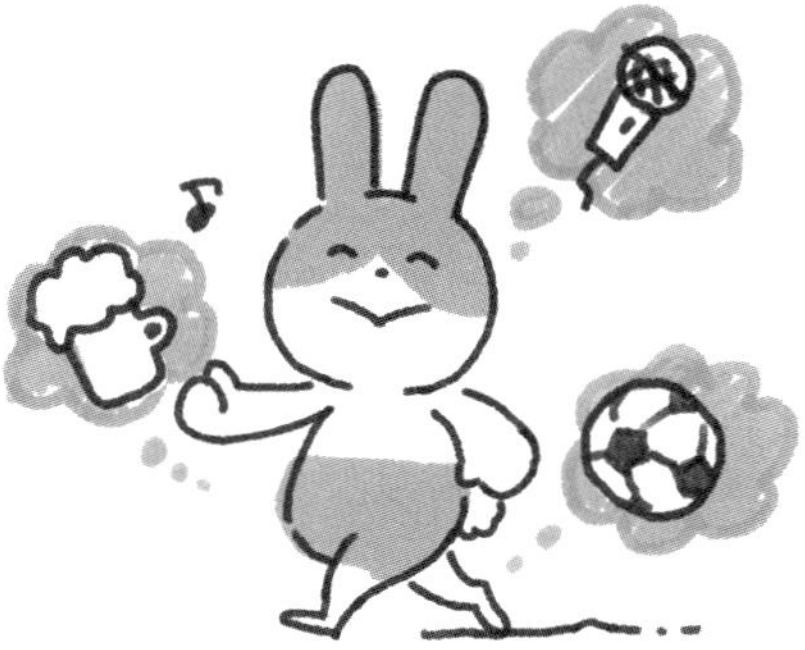

会社
家
コンビニ
スポーツジム
カラオケ店
仕事帰りの居酒屋
の6カ所になっていました。
「楽しみなこと」は
スポーツジム
カラオケ
飼い始めた金魚にエサをやること
仕事帰りの居酒屋
の4つに増えていました。
抑うつ状態も少し改善していました。

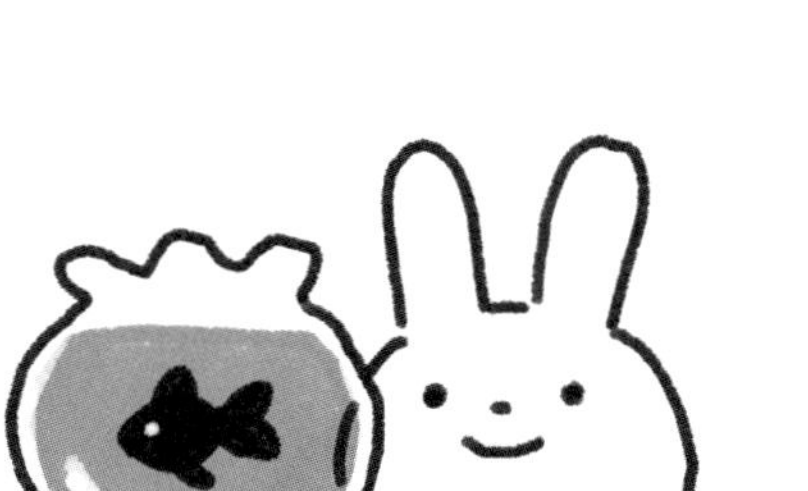

第2章

「不登校」はこうすれば解決する

【不登校の7つのタイプ】

Q 「不登校」にはどんなタイプがありますか？

A 色々な分け方がありますが、私は以下のようなものを考えています。

（1）いわゆる「いい子ちゃん」で腹痛や過呼吸など身体の不調を伴うもの（「いい子ちゃんの心身症」タイプ）。

色々と気を使いすぎて心のストレスが身体の不調となってしまい、学校に行けなくなるタイプです。

（2）発達障がいを伴うタイプ。

場の雰囲気が読めなかったり暗黙の了解がわからなかったりして、結果的に人間関係のストレスが大きくなってしまい、学校に行けなくなるタイプです。

（3）（1）と（2）の混合タイプ。まわりの人に気は使うのですが、空回りのようになってしまい、友達関係が上手くいかなかったり体調が悪くなったりして学校に行けなくなるタイプです。

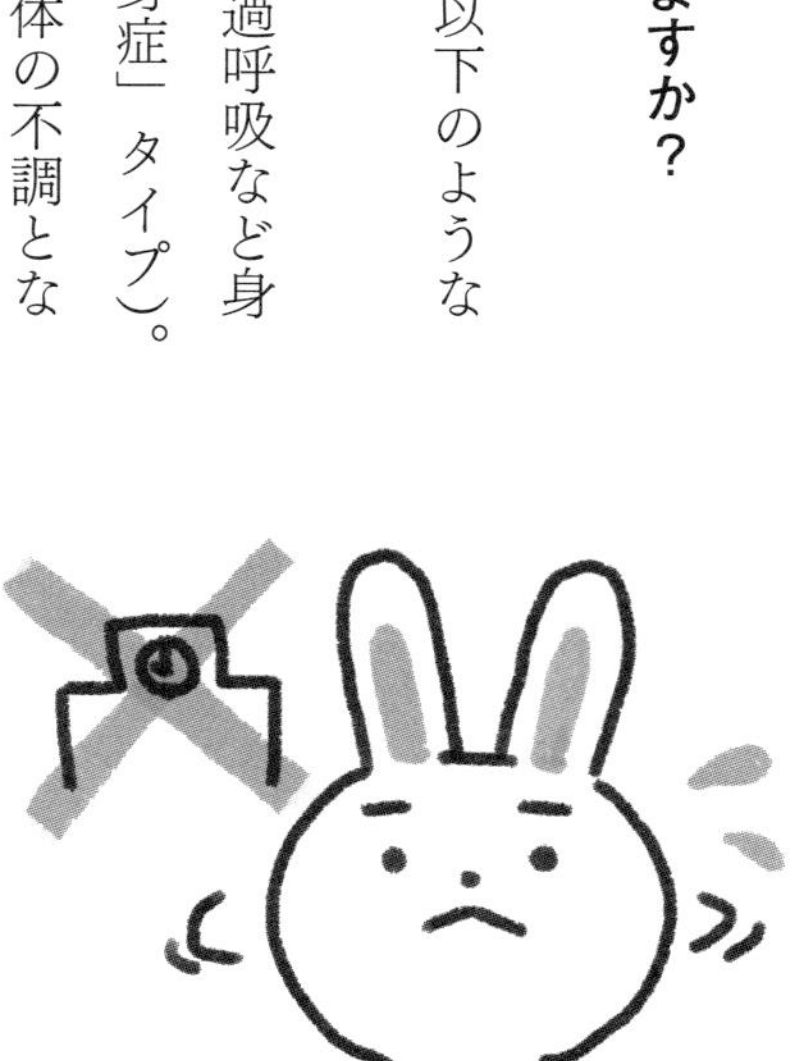

（4）統合失調症の症状があるタイプ。
「被害妄想」などがあり、不安が強くて登校できなくなるものです。
（5）「学校が合わない」タイプ。
その子自身の問題は特にないのですが、その子の性格に合わない学校に入ってしまったものです。
（6）家庭不安定タイプ。
家庭が不安定で、その子に登校するだけの心の余裕が持てないタイプです。
（7）「非行グループ」と関連したタイプ。
非行グループと関わってしまって不登校になってしまったものです。

もちろん、純粋なタイプのものはなく、どんなケースも他の要素と入り混じっていますが。

Q 「不登校」はどうやったら解決しますか？

A 私は、長期的に「元気で社会人になれるにはどうしたらいいか？」と考えていくのがいいと思います。「どうやって学校に行かせるか」と考えるよりも、そのほうが根本的解決につながります。親はいつか居なくなりますので、親が居なくても生きていけるにはどうしたらいいか、と考えるのです。

最悪は「自殺」です。悲しいことですが、不登校の子どもが周囲の人から追い詰められて自ら命を絶ってしまうことがあります。次に良くないのは「引きこもり」です。現代の日本では「引きこもり」状態になっている人が数十万人居るといわれています。「不登校」から「引きこもり」に移行するケースはとても多いです。せっかく生まれてきたのに残念なことです。ぜひ「生まれてきて良かった」「生きているのが楽しい」というふうになってほしいと思います。

Q どうやったら根本的な解決になりますか？

A

「身体の強さ」「人間関係の能力」「知的な能力」を身につけていくことですが、それを身に着けたうえで「アイデンティティを得る」ということです。E．H．エリクソンという学者が指摘しているように、思春期のテーマは「アイデンティティを得る」つまり「自分に合った、自分の納得のできる生き方をつかみ取る」ということです。長い時間がかかりますが、これがつかみ取れれば、人生の後半が充実し「生まれてきて良かった」「生きるのが楽しい」という状態になります。つかみ取るのに何年もかかりますが。また、これをつかみ取るのは、「身体の強さ」「人間関係の能力」「知的な能力」を身につけていくこととつながっています。それらを身につけていくこととアイデンティティをつかみ取っていくことは同時進行と言えるでしょう。

Q 「発達障がい」の子どもでも「アイデンティティ」はつかみ取れるのですか？

A 可能です。もちろん、一般の人（多数派の人）よりも困難を伴うことが多いですが。周りの人（サポーター）の協力も必要です。

私の考えでは、西欧諸国に比べて、日本は発達障がいの若者は「アイデンティティ」をつかみ取りにくいと思います。日本は「他人と異なっているのは悪いことだ」という価値観が根強いので。そこをなんとか工夫して、自分なりの生き方をつかみ取ってほしいものです。

この件ですが、ヨーロッパの諸民族は元々は「狩猟民族」であり、「他人と異なっていることは良いことだ」という価値観が根底にあるそうですね。狩猟では他人と同じことをしていてはうまくいかないのだそうです。たとえば、欧米人は左利きの人が多いですね。日本人は元々「農耕民族」であり、「他の人と同じことをするのが良いことだ」という価値観があります。隣の家が田植えを始めたら自分も田植えをしないといけません。まわりの人と違うことは悪いことだ、ということです。というわけで「左利き」も悪いことだとされ、「右利き」に矯正されます。

ということで、発達障がいの人が自分に合った生き方をつかみ取る（アイデンティティを得る）というのは特に日本ではなかなか難しいと思います。サポーター（家族）の強力なサポートが必要です。「発達障がいの子」というのは、表現を変えれば「個性がとても強い子」ということです。個性の強い子は強い子なりに、自分に合った生き方を見つけていけば良いということです。サポーター（親）は、それを上手に支えないといけません。

【いい子ちゃんの心身症タイプの不登校】

Q 「いい子ちゃんの心身症」タイプの不登校とは、どういうものですか？

A 「心身症」とは、心のストレスが身体に出るものです。ストレスと関連した

頭痛・下痢・吐き気・ふらつき
過換気症候群・起立性調節障害
朝の身体不調感・アトピー性皮膚炎
突発性難聴

など書き出したらキリがないですが、色々な身体不調です。
いわゆる「いい子ちゃん」の性格の人がなりやすいです。

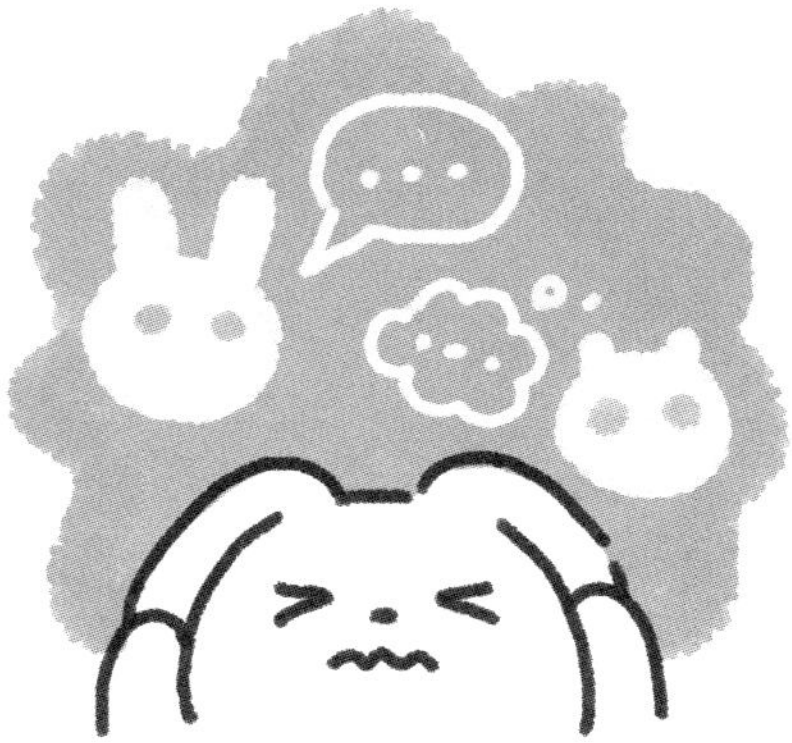

Q 「いい子ちゃん」で「心身症」タイプの子どもの性格とはどういうものですか？

A 「心身症になりやすい性格」というのがあります。

1．まじめ、おとなしい。

2．「まわりの人がどう感じるか」を気にする。

3．いわゆる「いい子」。いたずらなどが下手。

4．「人に迷惑をかけたのでは？」などと罪悪感を持ちやすい。

5．「ねばならない」の考えが強い。

6．「楽しく生きよう」「多少他人に迷惑をかけてもいいから人生を楽しもう」という気持ちが弱い。

これらを考慮していく必要があります。

1．から4．までは、うまくいくと人から好かれる性格ですよね。

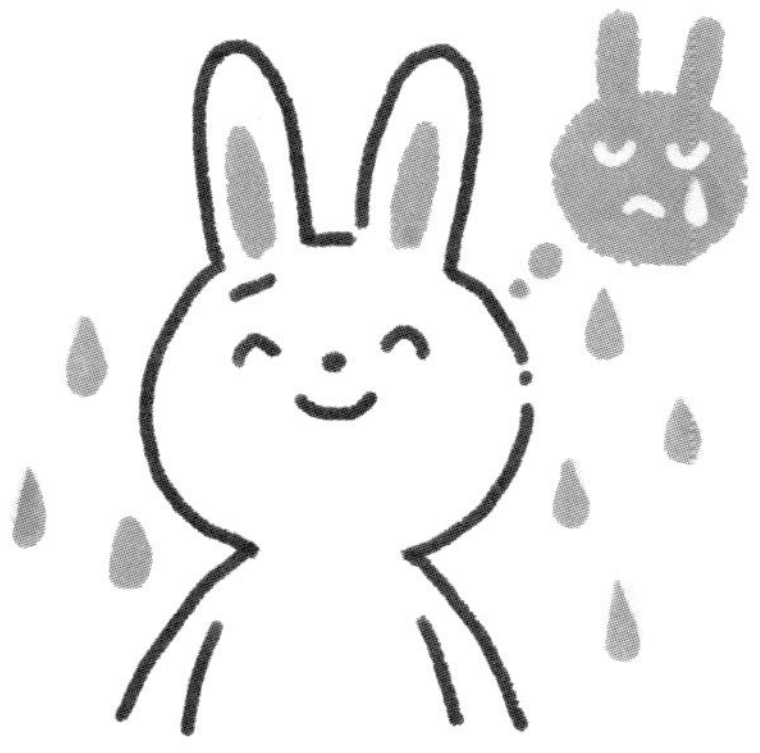

Q 性格以外で、心身症になりやすい要因はありますか？

A

要因はいくつかあります。

1．親のコントロールが強い。

2．1．のため「自分がどうしたいか？」よりも「親の期待にこたえるためにはどうしたらいいか？」で行動を決めてきた。

3．父母の仲が悪いとか嫁姑の仲が悪いとかで、家の中で気を使って生きてきた。自分が「わがままな子」をすると家の中がガタガタになるので「いい子ちゃん」をしてきた。

4．不満や怒りを外に出すことをあまりしてこなかった。嫌なことがあってもニコニコしてきた。

などです。

Q

いい子ちゃんで心身症タイプの不登校はどうすれば解決しますか？

A

前記のようなことを踏まえ、このようにすると良いです。

1．「伸び伸びと奔放で、ちょっとわがままなぐらいの、生き生きとした子ども」になることを目指す。

2．親は「ああしなさい、こうしなさい」などのコントロールをやめる。親の口数を減らす。

3．「面白いこと、楽しいこと」をすることを勧める。

4．「親の意向に沿うような生き方」はしない。自分自身が楽しむこと、納得のいくことが大切。

5．本人は不機嫌な顔をしてもいい、自己主張してもいい、という考えを持つ。親もこれを受け入れる。

6．親に反抗してきたら、親はむしろ喜ぶべき。思春期のテーマは「親を踏み台にして乗り越え、自分で納得のいく生き方をつかみ取る（アイデンティティをつかみ取る）」ことだから。

7．本人は「人の期待に応えることよりも、自分が楽しく伸び伸びと生きることの方が大事」という考えを持つ。

8．全体として「いい子ちゃん」であることをやめる。

こういう方針で見守っていると、1年ぐらいすると子どもは元気になっていくものです。

Q 「心身症タイプ」の不登校の事例を教えてください。

A

B子さん。高校2年生。女性。真面目で素直、気づかいの良くできるいわゆる「いい子」です。家族は父方祖父母、父、母、本人、弟の6人。両親とも教師。母と父方祖父母の折り合いが悪くA子の明るい性格で家族がまとまっていた面があったようです。小学校・中学校と成績優秀。中学ではバレーボールの副キャプテンをしていて、友達も多かったです。進路は、両親は「行きたいところに行けばいい」と言ってきたとのことですが、本人は「S大学の教育学部に入らないといけない」と思ってきたとのこと（両親からの無言の期待を感じていました）。

高2の春頃より成績が低下。腹痛などの身体の症状も増えました。過呼吸発作もみられるようになり、学校に行けない日が増えました。手首を切ることもあったようです。内科で診てもらいましたが「身体的には特に異常なし」「心理的なものでは？」とのこと。で、心療内科受診となりました。

Q

どうすれば解決しますか？

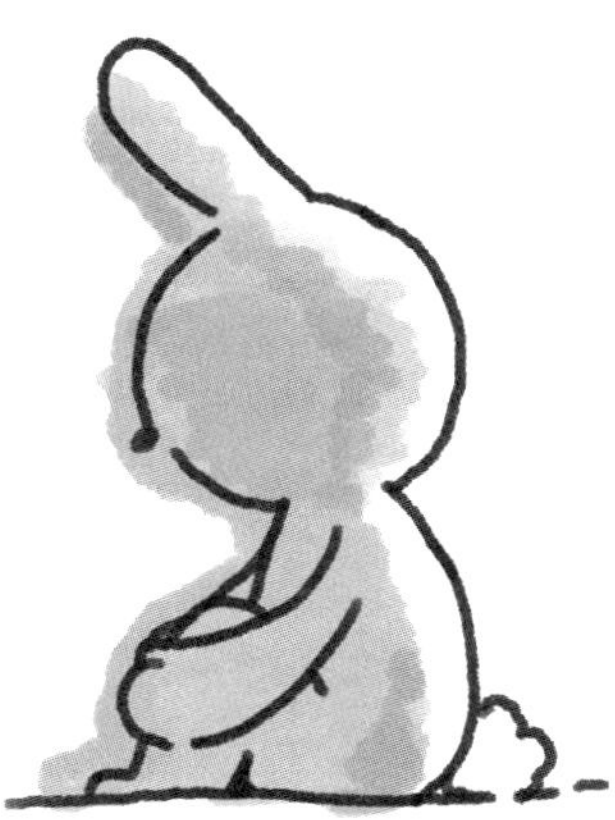

A　B子さんの話の続きです。

診察が進むにつれて「S大学の教育学部に入らないといけないのに成績が下がってしまった」「死にたい」などの発言がみられました。期待に応えられない自分に罪悪感を持っているようです。

数回の面接のあと、医師より次のような提案を本人と両親にしました。

1．長期的には「人の期待に応えるのではなく、自分に合った、自分の納得のできる生き方を見つけていく（アイデンティティをつかみ取る）」のが根本的な解決と思われます。

2．しかし、それができるには時間がかかります。アイデンティティをつかみ取るためには、自分の考えで色々やってみて失敗や挫折をする、そこからまた立ち上がって色々やってみる、という体験が必要だからです。

3．ほめる、共感する、約束を守る、の子育ての基本をして、ゆったり見守りましょう。

4．家庭の雰囲気を良くしましょう。家庭の機能の第一は「世界で一番くつろげるところ」です。

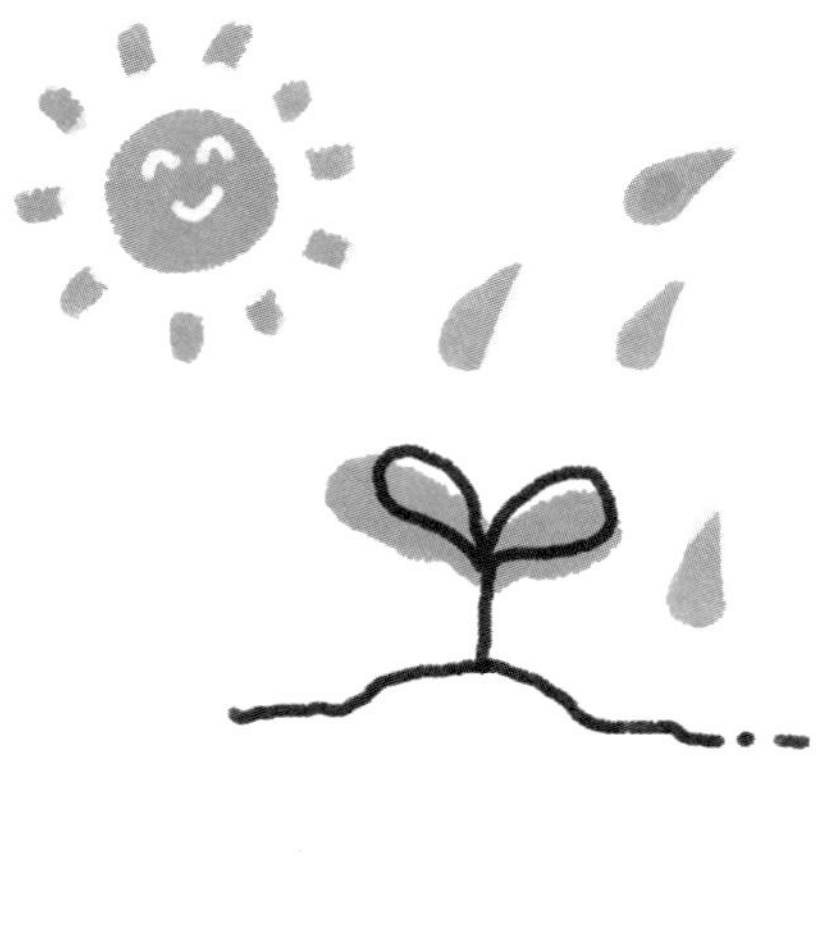

5．理想の母親の性格は「おっとり、おおらか」です（父親も同じです）。人は、笑顔を見ていると落ち着きます。両親とも仕事で忙しく、知らず知らずのうちに険しい表情になっていたかもしれません。

6．子育ては植物を育てるようなもの。いい環境においてあげれば、植物が一日1ミリずつ育つように、少しずつ元気になるはずです。

7．心理的な課題としては「ねばならないの心」と「好き放題したい心」のバランスが悪いのだと思われます。長期的には「ちゃんとしないといけない」「真面目にしないといけない」などの心をゆるめていき、「人生を楽しもう」「多少他の人に迷惑をかけてもかまわない」「遊ぶことはいいことだ」「勉強は気が済むまで遊んでからでかまわない」「高校生というのは人生で一番楽しい時期なのだから、たとえばアルバイトをしたり彼氏ができたりして楽しく過ごせばそれでいいのだ」ぐらいに思えるといいのです。

本人もご家族も「そういう考え方もある」と納得されました。

その後本人は心理士のカウンセリングに通われました。母親は医師との「子育て相談」に通われました。

その後通信制の高校に転校し、アルバイトをしたり彼氏ができたりして楽しく過ごされました。1年間ほど旅行をしたりして気ままに過ごされましたが、「心理学を勉強したい」と言われるようになり、勉強をし直され、S大学ほどの難関校ではないのですが、M大学の心理学科に入学され、今は元気に生活されています。

他人の期待に応えるのではなく、自分なりに納得できる生き方を見つけようとされているようです。両親も私の提案に従い、「金は出すけど口は出さない」ということで、娘の思うままにさせて見守っておられます。

【発達障がいを伴うタイプの不登校】

Q 「発達障がいを伴うタイプの不登校」とはどういうものですか？

A いわゆる「アスペルガー症候群」などの傾向があり、コミュニケーションなどがうまくいかず、対人関係がうまくいかなくて不登校になっているようなケースです。

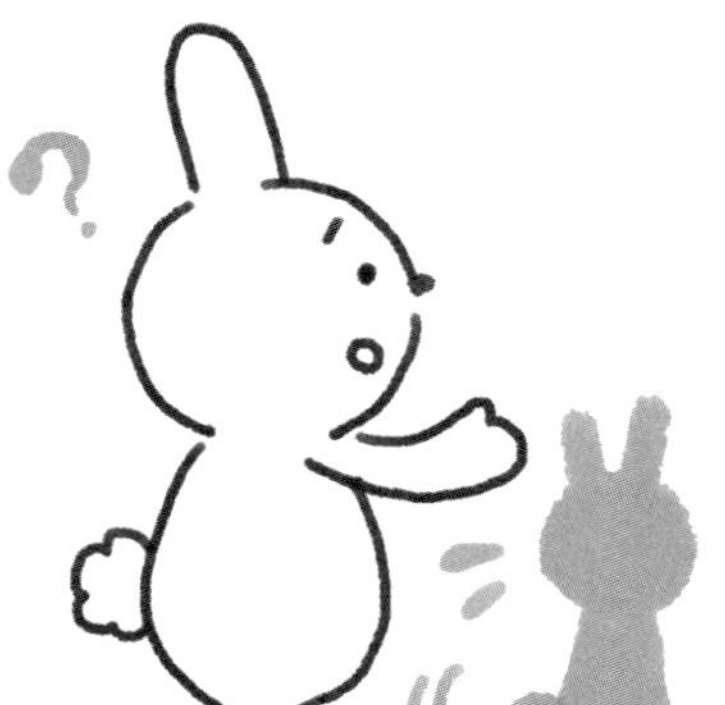

※「発達障がい」とは「学習障がい」「自閉スペクトラム症・アスペルガー症候群」「注意欠如多動障がい」の３つを言います。その３つは互いに重なっていることが多いのですが、「不登校」の場合に圧倒的に多いのは「アスペルガー症候群」の傾向のあるケースです。

いわゆる「アスペルガー症候群」では以下のような特性があることが多いです（詳しいものは別表参照）。

1. ある特別の分野で優れた才能がある。
2. ある分野で記憶力が良い。
3. コミュニケーションが上手くない。
4. 頭は良いのに「こうすると相手がどう感じるか」がわからない。
5. こだわりがある。
6. 他人が自分のこだわり通りに動いてくれないと腹を立てる。
7. その場の雰囲気から自分のすべきことを感じ取るのが苦手。

このような特性があり、対人関係がうまくいかず、結果的に不登校になっているタイプです。

※なお、「アスペルガー症候群」という言葉は、色々な事情があり、学問的な診断の用語としては近頃使われなくなりました。が、やはり子どもを理解するのにはわかりやすい概念だと思います。「自閉症なのだが言語能力の低くないもの」を言います。

［別表］いわゆるアスペルガー症候群の性格特性

A. 基本特性	1	ある特定の分野で優れた才能がある。
	2	コミュニケーションが上手でない ↓結果として、人間関係が上手でない。
	3	こだわりがある。
	4	「暗黙の了解」がわからない。「本音」と「建て前」の区別がつかない。
B. その他の特性	5	ある分野で非常に記憶力が良い。 ↓結果として、嫌なことも忘れられず「トラウマ」に悩まされる。

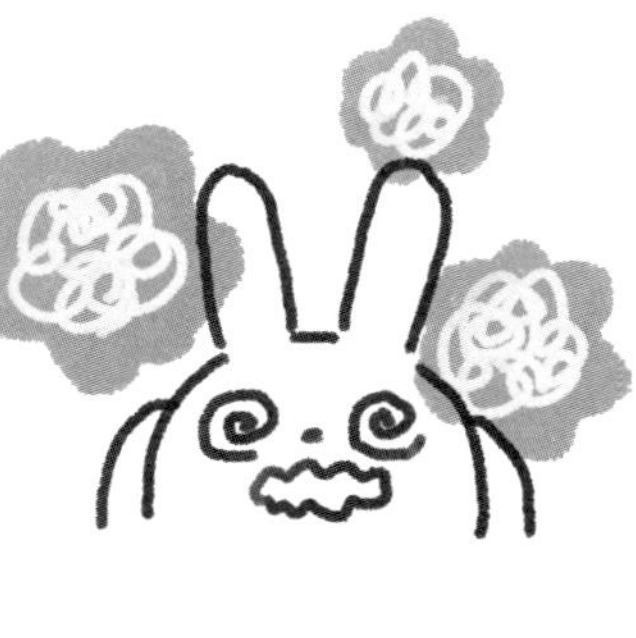

B．その他の特性

6	相手の立場でものを考えるのが苦手。 ↓結果として、「こうすると相手がどう感じるのか」わからない。 ↓結果として、人から「わがまま」と思われる。 ↓結果として、「相手にわかるように説明する」のが苦手。
7	自分自身を客観視するのが苦手。「自分がどれぐらい疲れているのか」もわからない。
8	能力は高いため、人から「威張っている」と誤解されることがある。プライドが高い。
9	すぐに他人に腹を立てる。他人が自分のこだわり通りに動いてくれないと許せない。
10	「いつも通り」にするのが好き。急に予定が変わるのが苦手。柔軟性がない。
11	「あることに気を配りながら別のことをする」など2つの作業を同時にするのが苦手。
12	物事の要点とそうでないことを区別するのが苦手。細部にこだわってしまう。 ↓結果として、「優先順位」をつけるのが苦手。 ↓結果として、「片づけ」が苦手。 ↓結果として、会話がずれたり迂遠だったりする。

B. その他の特性

13	自分の好きなことならいくらでもする。が、好きでないことをさせられるのがものすごく嫌。
14	耳からの情報を理解するのが苦手。視覚からの理解は得意。
15	目に見えないこと（例えば「時間」）を想像することが苦手。「時間」でもめることが多い。
16	表情が乏しい。視線が合いにくい。
17	運動が得意ではない。球技が苦手。
18	感覚が過敏。あるいは鈍感。
19	ちょっとしたことで「パニック」になり、何もできなくなったり興奮したりする。
20	その場の雰囲気から自分のすべきことを感じとるのが苦手。
21	曖昧な表現が苦手。「多目に」とか「いつでもいいから」などが理解できない。
22	他人との心の深い交流ができない。興味がない。 ↓結果として、「親友」「親しい人」ができない。 ↓結果として、「損か得か」で人と付き合ってしまう。 ↓結果として、人にだまされやすい。
23	知能検査（WAISなど）では、いろいろな能力の間にばらつきがみられる。

※私は「発達障がい」と言うよりは「発達デコボコ」という言い方をしています。先天的に一個人の中で、能力が高いところと低いところが入り混じった状態だからです。
※私のクリニックに来られる人たちの多くは、いわゆる「発達障がい（発達デコボコ）のグレーゾーン」のケースです。たとえば上記の表の半分か3分の1ぐらいが当てはまるケースです。私自身も表の半分ぐらい当てはまります。子どものころから「変人」と言われていましたから。
※「グレーゾーン」なら問題が起きないかというと、決してそんなことはないです。人間関係でのわずかなズレが大きなトラブルにつながって大問題になることもあるのです。

Q 発達障がいタイプの不登校のケースはどうすればうまくいきますか？

A どうすればいいのかの定説はありません。普通は「薬物療法」を行います。たとえば、不安が強いならば抗不安薬を、興奮が強いなら鎮静剤を処方するというようなことです。

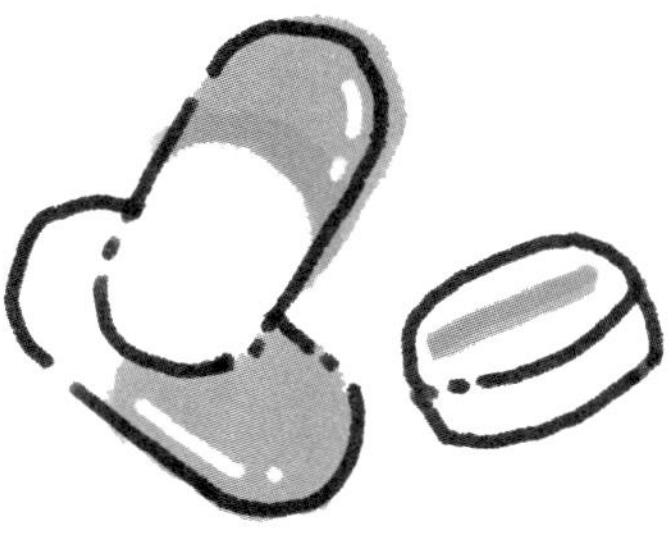

私は、「薬はなるべく使わない、使うとしても最低限にする」という立場です。

で、私は「サポーターが大切」と考えています。

身近な人（家族や担任の先生など）が本人の特性の理解者（サポーター）となり、なるべくしからず、一日一日を「ああ楽しかったな」と感じられるようにサポートしていくということです。

とは言っても、発達障がいの子をしからずに育てるということはとても難しいことです。「発達障がい」というのは根本的には先天的な「認知のズレ」なのですが、ズレ方が一人一人違うのです。私は、その子の「認知のズレ」を、ご家族と一緒に詳しく理解していって、なるべく「しからないように」サポートするように相談していっています。

とても時間がかかりますが。

Q 「認知のズレ」とは何ですか？

A 「発達障がいの根本的な問題は認知のズレだ」とされています。
「知覚」されたものの意味づけをするのが「認知」です。たとえば「長くて緑色で端の方に黒い細いものがついている」と知覚したものを「鉛筆だ」と意味づけるのが「認知」です。たとえば「いつでもいいからこの書類を作っておいてね」と言われたときに、「いつでもいい」という意味は「たぶん一週間以内という意味だな」という意味づけをするのが「認知」です。

発達障がいの人は、先天的に「認知」の仕方が「多数派」の人と比べて変わっているのです。

これはあくまで「多数派」か「少数派」かの違いです。「少数派」が異常というわけではありません。良い方向にズレていると「天才」ということになります。ピカソとかミケランジェロとかアインシュタインとかの天才は、そういう人たちなのかもしれません。悪い方向にずれていると「変わった人」「障がい」ということになります。

Q 「発達障がいを伴うタイプの不登校」とはどんなものですか？ どうやったら解決しますか？

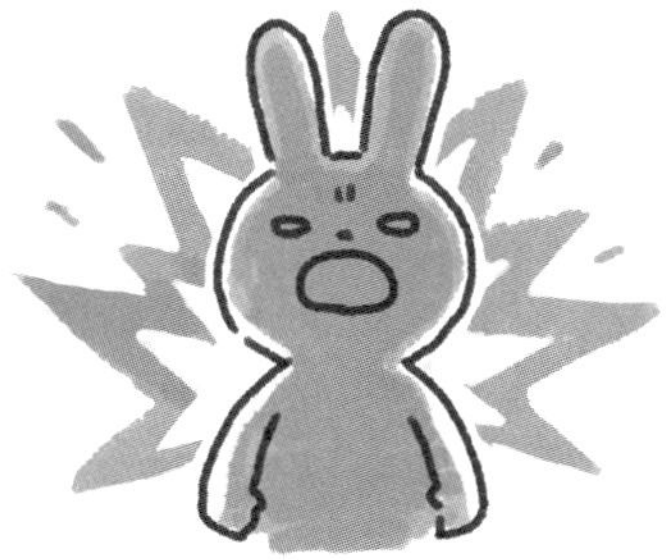

A

事例をあげます。C君。不登校。小学校5年生、男性。

赤ちゃんの頃からカンの強い子で、母親が抱いていないと眠らないので、手のかかる子でした。頭は良くて、ポケモンの名前を100個以上憶えていたりしました。保育園では一人遊びが多かったです。

小学校高学年になり、クラスメートとのもめ事が増えました。自分の机の上に友達の物を置かれるなど、本人の気に入らないことをされると激しく怒って叫んだり、物を投げたりします。こだわりやコミュニケーションの障害があるようです。不登校となり当院を受診されました。

Q 「発達障がいを伴うタイプの不登校」のケースはどうすればうまくいきますか？

A

前記のケースの続きです。

当院で女性の心理士の先生によるプレイセラピー（遊戯療法）と医師による母親面接を始めました。少しずつ本人の性格がわかってきました

1. 根はやさしい子。意地悪ではない。
2. 相手の立場で考えるのが苦手。遊びでも、ついつい自分に都合のいいようにルールを変えてしまったりする。ゲームで、自分が勝たないと我慢できない。自分が勝つと負けた相手がどんな気持ちになるのかがわからない。

３．知的好奇心は旺盛。恐竜の名前や生息年代をたくさん正確に憶えていたりする。

４．ちょっとしたことでパニックになる。何もできなくなったり興奮したりする。

５．自分のしたいことを禁じられると、怒ったりパニックになったりする。

などです。

これらの特性を踏まえて、「しかったら失敗」ということで私は母親と相談していきました。母親も担任の先生と頻繁に相談されました。本人の好きな分野の勉強をさせ、嫌いな分野の勉強は強制しないことにしました。父親も協力的で、休日は「恐竜博物館」などに連れて行きました。ラジオ番組の「科学相談」に電話して親切に質問に答えてもらったことなどあり、自信も持てたようでした。「いじめ」を防ぐという意味で私立の中学に入れてもらいました。幸い「個性の強い子」に理解のある学校で、担任の先生も協力的でした。恐竜好きの友達もでき、中学2年生になった今は元気で生活されています。

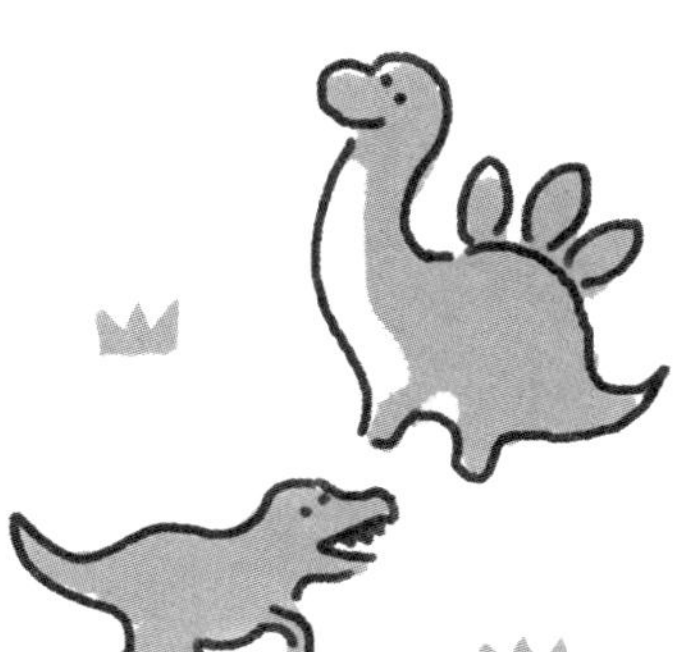

【心身症と発達障がいの混合タイプの不登校】

Q 「心身症タイプ」と「発達障がい」の混合タイプの不登校とはどんなものですか？

A

事例をあげます。

Dさん。中学2年生。不登校、女性。

保育園の頃多動などの症状があり、小児科で診てもらったところ「発達障害の可能性がある」と言われたことがあります。家族は一流企業の社員で多忙の父とやはり一流企業の社員で多忙の母と兄との4人家族。小学校では友達は少ないが学力は上位でした。中学校ではクラブ活動はせず、授業が終わると家で過ごしていました。優しくて敏感な性格で友達関係では人一倍「嫌われないように」気を使っていました。が、2年生頃から本人が「いじめられている」と両親に訴えるようになりました。遠足の班分けのときにDさんだけがどの班からも誘われないことがあったのです。「腹が痛い」と学校を休むことが増えてきました。原因不明の発熱や立ちくらみもあります。成績も低下。父親は「学校に行け」と叱責。母も「学校に行かないと勉強が遅れて進学

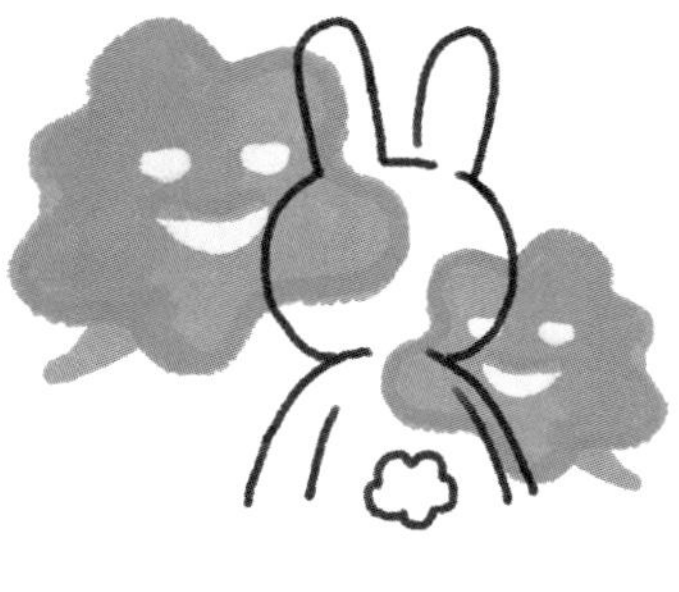

校に行けなくなるよ。がんばろうね」と激励しました。が、うまくいかず当院来院。

Q どうすればうまくいきますか？

A 「いい子ちゃんタイプ」の子どもへの配慮と、「発達障がい」への配慮と、両面でのサポートが必要です。

発達障がいがあって「他人の立場でものを考えるのが下手」なのですが、わがままなのではなく、むしろ人一倍気を使っているのです。気を使っているのに友達とうまくいかない、空回りしている感じです。本人は「嫌われないように」気を使っているのに、もがけばもがくほどうまくいかないのです。人間のストレスの95パーセントは人間関係のストレスです。ストレスがたまって体調が悪くなっているのです。

Dさんには心理士のカウンセリングを受けてもらい、母親と私で本人の特性を理解する面接を続けました。母親との相談の内容は「しかったら失敗」「いかにして、本人の特性を理解してしからず育てるか」ということです。

その後、高校は通信制高校に行くことになり、父親も母親も、しからないようにして見守っておられます。

［統合失調症を伴うタイプの不登校］

Q 「統合失調症」を伴うタイプの不登校とはどんなものですか？

A 「統合失調症」は人口の1パーセントぐらいあるとされています。とても多い病気です。中学生から大学生ぐらいの年齢で発病することが多いのですが、小学校高学年ごろに発病することもあります。

症状は3つの系統に分類されることが多いです。

1. 陽性症状（本来ないはずのものがある）
幻聴、被害妄想、関係妄想、興奮、奇異な行動など。
2. 陰性症状（本来あるはずのものがない）
ひきこもり、感情が乏しい、意欲減退、疲れやすい、無関心など。
3. 認知機能障害（記憶力や注意力などがそこなわれるもの）
融通が利かない、注意散漫、記憶力減退など。

たとえば、「クラスのみんながこそこそと自分の悪口を言っている気がする」などの症状

（被害関係妄想）があって不登校になっているようなケースです。

Q　「統合失調症を伴うタイプ」の不登校はどうすればうまくいきますか？

A　私は基本的には子どもにはあまり薬を使わない方針ですが、統合失調症のケースでは薬物療法を提案することが多いです。アリピプラゾールの少量処方などです。幻聴や被害妄想を消す作用があります。

Q　子どもは薬を飲みますか？

A　飲むことがわりあい多いです。幻聴や被害妄想はとても「こわい」からです。子どもによっては「死ぬほどこわい」体験だと言います。それほどのこわい体験から逃れるために、藁をもつかむ心境なのでしょうね。「薬を飲んだらこのこわさから逃れられるのなら、ありがたい」という気持ちなのだろうと思います。

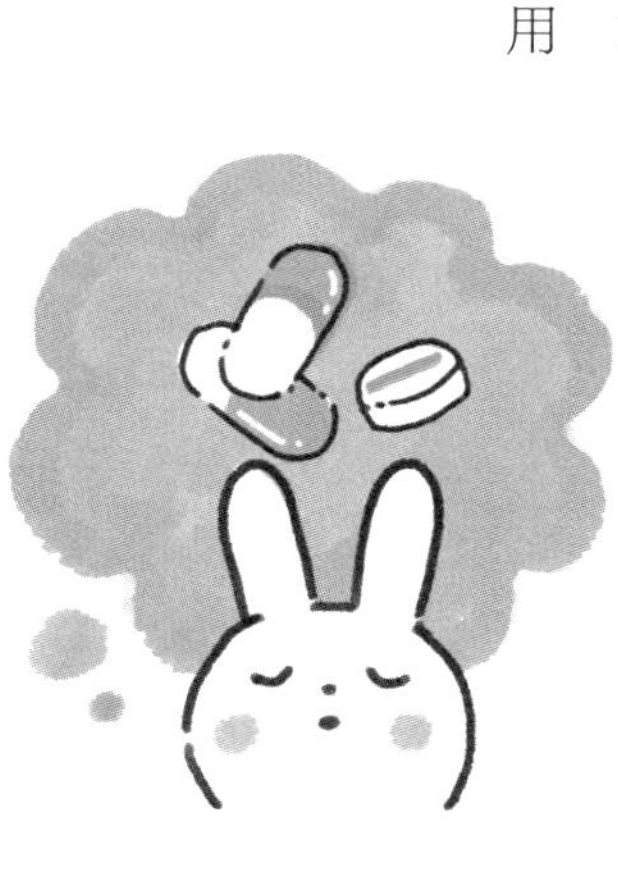

Q 事例を教えてください。

A

事例　Eさん。初診時中学2年生、女性。

中学2年の5月ごろより学校を休むようになりました。6月、母親と当院来院。臨床心理士のカウンセリングにも通われるようになりました。何度も通われるうち、心理士に「クラスのみんなが私についてヒソヒソと悪口を言っている。休み時間もじろじろとみんなが見ている」などということを言われるようになりました。私と本人と母親とで面接し、「脳の病気の可能性がある。初期段階なら少量の抗精神病薬の服用でつらい症状が軽くなるかもしれない」と説明したところ本人は「飲んでみる」とおっしゃって、内服が始まりました。手が震えるなどの副作用が出ましたが「悪口を言われている」などの被害妄想は軽くなり、表情も明るくなりました。学校にも行けるようになりました。

【学校が合わないタイプの不登校】

Q 「学校が合わない」タイプの不登校とはどんなものですか？

A その子自体には問題はないのですが、その子の性格に合わない学校に入ってしまって、不登校になったものです。合った学校に行けば問題は解決します。まあ、現実はそう簡単にはいかないのですが。

事例をあげます。

F君。初診時高校1年生。男性。

元々元気でスポーツマンで頭も良くて成績優秀でした。中学校ではバスケット部の副キャプテンをつとめ、性格も真面目で、女子生徒にもモテていました。その中学校では成績上位の生徒は隣接するY高校（有名な進学高校）に行くのが普通でした。担任の先生や親のすすめもあり、Y高校を受験、合格。

Y高校に入学し、本人も嬉しく、バスケット部にも入部し、元気に高校生活を送っていました。が、6月半ばから学校を休むことが増えてきました。宿題がたくさん出るし、

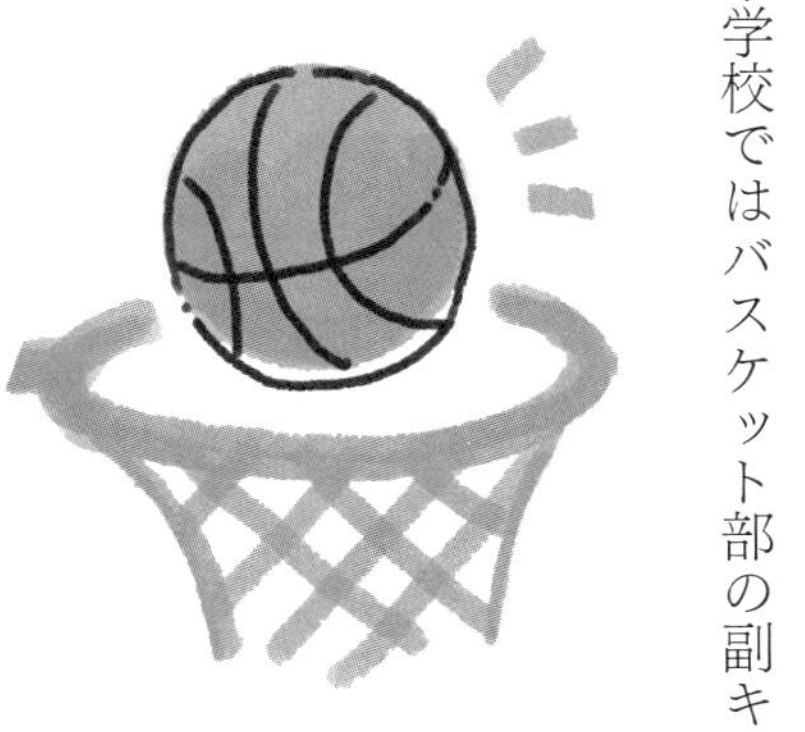

予習や復習が大変。予習をしていかないと授業で指名されたときに答えられなくてカッコ悪いです。小テストも毎日のようにあります。何よりつらいのは、クラスのほとんどの人が毎日予習をしてきていて、小テストでも60点ぐらいをとることです。F君にはとてもできません。F君が「勉強についていけない」と感じたのは生まれて初めての事でした。「不登校」ということで当院受診。

Q どうすれば解決しますか？

A

F君の場合はあっさり通信制高校に転校しました。

昔は「通信制高校」というものはいわゆる「落ちこぼれ」のような立場の人が行くところ、というイメージがありましたが、近頃は「レベルの高い大学への進学に力を入れている通信制高校」もできてきています。元々頭が良くて性格も真面目なF君ですので、その高校では成績優秀で、友達もでき、アルバイトも少しして、元気に生活されています。バスケットボールの方はその地域の社会人のチームに入れてもらって週に2回練習に行かれています。今は高校3年生になりましたが、わりあいレベルの高いS大学に推薦で入学できそうです。彼女もできたようです。

Ｆ君の場合は複雑な問題ではなく、単に自分に合わない高校に入ってしまったということですね。良かったのは、早めに本人も家族も考え方を切り替えられたことだと思います。まあ、高校選択の時点で、もう少しレベルの低い、あまり努力しなくても成績上位で居られる高校を選ぶべきだったでしょうね。なかなか難しいことですが。

余談ですが、進路選択の相談を受けたとき、私は「あまり努力しなくても上位でいられるところ」を勧めています。無理せず楽しい青春時代を送れた方が良いと考えているからです。

【家庭不安定タイプの不登校】

Q　「家庭不安定タイプの不登校」とはどんなものですか？

A　家庭環境が不安定で、子どもがそちらの方に心のエネルギーを使ってしまい、心にゆとりが持てず、学校に行けないものです。

事例をあげます。

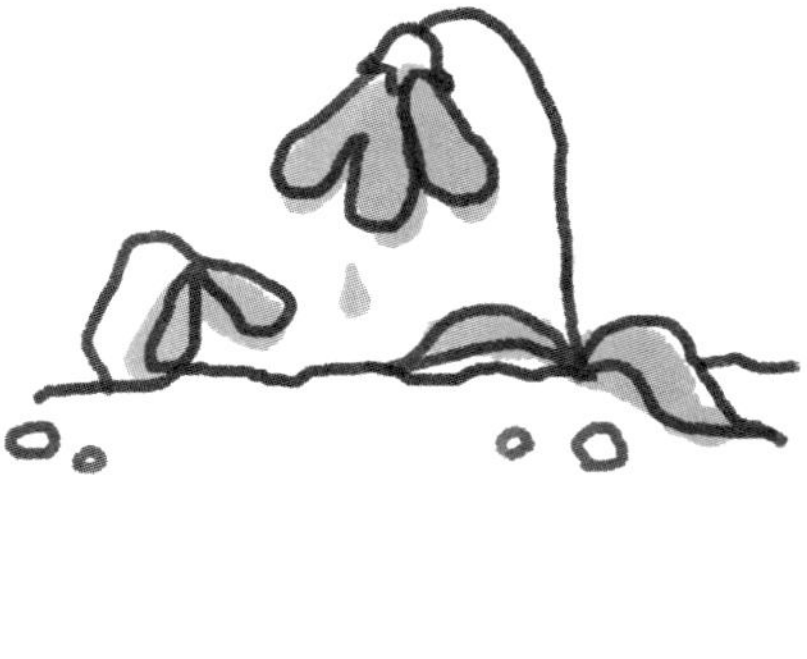

Gさん。中学1年生、女性。

不登校となり、児童相談所の勧めで心療内科を受診されました。経過は左記です。

Gさんは一人っ子。Gさんが3歳頃から父母の仲が悪く、激しいケンカが続いていました。父親は酒をたくさん飲まれ借金も多かったようです。母親も定職にはついておられませんでした。ある日、Gさんが帰宅すると、母親と、父親でない男性が布団の中で寝ていました。その翌日からGさんは学校に行けなくなりました。

こういうケースは子どもの問題というよりも、家庭が家庭として機能していない事例です。児童相談所などでの対応が必要でしょう。もちろんGさんの心の傷も深いので、そのケアも必要です。長期的には、将来Gさんが大人になって結婚して母親になったとして、落ち着いた子育てができるかということも大問題になるでしょうね。「人は、自分が育てられたように自分の子どもを育てる」という法則がありますので。

【非行グループと関連したタイプの不登校】

Q 「非行グループ」と関連した不登校とはどんなものですか？

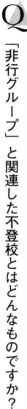

A

事例をあげます。

H君。中学2年生。男性。おとなしい子でさみしがりやです、クラブ活動はしておらず、友達は少ないです。両親は2人とも仕事をされていて多忙です。秋ごろからH君は学校を時々休むようになりました。行きたくない理由を母親が尋ねても何も言いません。この頃から両親の財布の中のお金が減っていることに親が気づきました。H君に詰問してみましたが、H君は「わからない」と言います。学校を休むことが増え、父母は「学校に行きなさい」ときつく言いました。その翌朝、H君は部屋で自殺未遂をしていました。一命はとりとめ、精神病院に入院。退院後当院を受診され、心理士のカウンセリングを受けられるようになりました。カウンセリングの中で次のようなことがわかってきました。

2年生になってからクラスのA君、B君がH君に近づくようになりました。友達の少ないH君は初めは嬉しかったようです。互いにクラスでどの女の子を好きかなどを言い合うぐらいの仲になりました。しかし、しばらくすると2人はH君にお金をせびるようになりました。初めは少額でしたがだんだんと高額になり、H君は仕方なく両親の財布からお金を抜

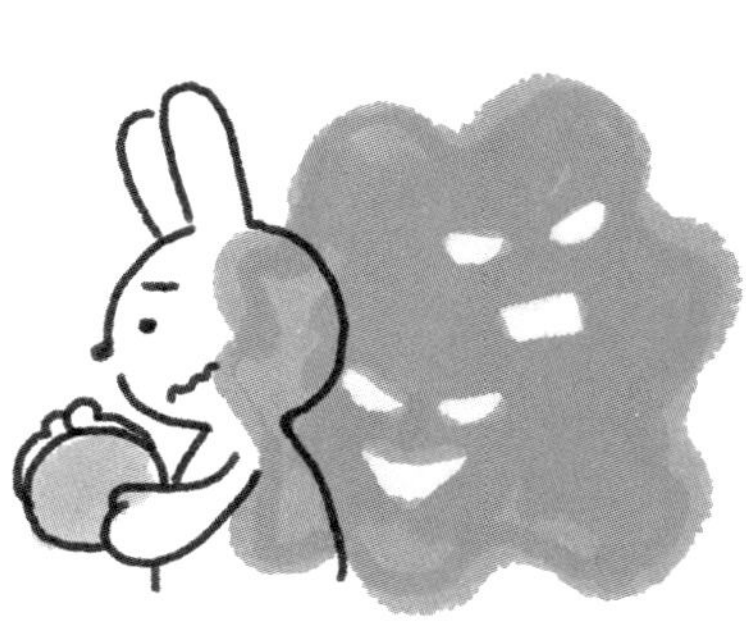

くようになりました。H君は弱みを握られており（H君がクラスの可愛い女の子C子さんあてに書いたラブレターの下書きをA君に奪われてしまっている、など）せびられたお金を渡さないと大変なことになります。で、学校に行けない日が増えたのですが、父母に厳しく叱責され「死ぬしかない」と思って自殺を図りました。

その後、学校を通じて児童相談所や警察にも介入してもらいました。両親も色々と考えられ、学校は母方の祖母の学区の中学に転校されました。両親も、忙しいけれどもなるべくH君の話を聞く時間を取るようにされました。H君は今は元気で新しい中学に通っています。

その後の話では、実は恐喝した方のA君、B君も外部の中学生や高校生の非行グループから脅されていたとのことです。恐喝の方法は彼らから学んだもののようです。H君やその家族への心理学的対応だけでは解決が不可能だったケースです。

第3章

子育てアレコレ　その1

【支援クラス】

Q 子どもが小学3年になります。「発達障がい」という診断が出ています。学校の先生から「支援クラスも考えてみては？」と言われました。普通クラスか支援クラスかで迷っています。どう考えたらいいですか？

A ひと口で言うと「一日一日が楽しく過ごせている」と子どもの脳は少しずつ元気になり成長していきます。「楽しく」という意味は「人と接して、楽しく」という意味です。ゲームなどで一人で楽しく過ごしていても脳は成長しません。人の最大の環境は人です。

普通クラスと支援クラスと、どちらが一日一日を「人と接して、楽しく」過ごせるのか、考えてみられるといいと思います。

「いじめ」などにも気をつけるべきでしょうね。普通クラスだと40人の生徒さんのすべての行動に担任の先生の目が行き届かないので、いじめは防ぎにくいでしょうね。

【人の幸せ】

Q　人の幸せとは何ですか？

A　私は次の四つだと思っています。

1．自分を理解してくれる人が身近にいる。
2．無理せずマイペースで生きられている。
3．自分の能力（才能）を活かせている。
4．自分は人の役に立っていると感じられている。

簡単そうだけど、どれもなかなか難しいことですね。

私たちは臨床心理士ですが、臨床心理士の役割は主には1．だと思います。話を聞かせてもらい、共感して、少しでもその人の理解者になるということです。

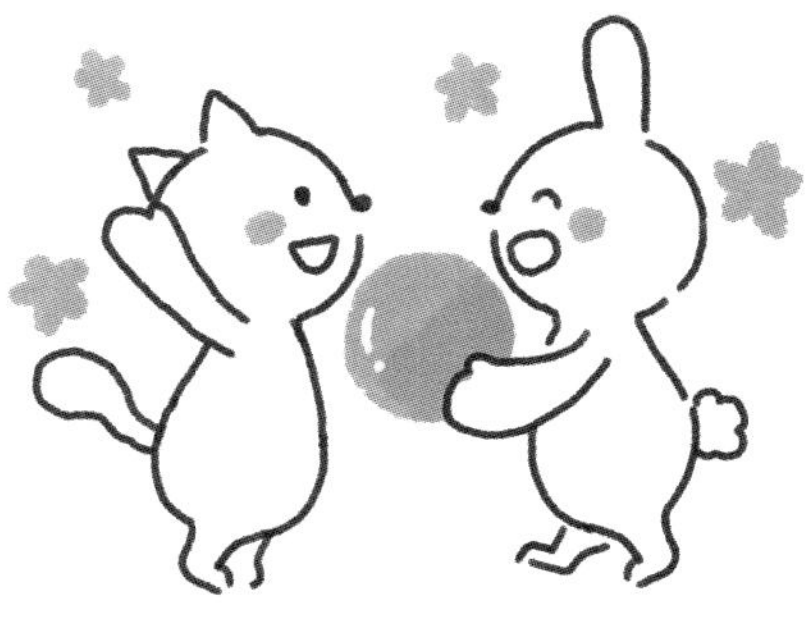

【マイペース】

Q　マイペースで生きられるって、難しいですよね？

A

その通りです。現代の日本は大人も子どももとても忙しくて「急がずに自分のペースで生きる」というのがすごく難しいです。

たとえばですが、学力の高い中学生がみんな「進学高校」に向いているかというと、そんなことはないわけです。進学高校に入ると毎日毎日宿題が山のように出ます。マイペースの生活は難しいです。学力の高い子でも、高校の3年間を、あまり無理せずアルバイトでもして、彼氏や彼女ができたりして、勉強はほどほどにして、無理せずマイペースで青春を過ごしたほうがいいケースもあると思います。

大人も同じです。能力は高くとも、あまり無理せずに生きる方がその人に合っていることがあります。

進学や就職を決めるとき「無理せずマイペースで生きられるか？」の視点で考えてみた方が良いことがあると思います。

【人の役に立つ】

Q

「自分は人の役に立っている、と感じられる」にはどうしたらいいですか？

A　私のクリニックに来られている人は若い人が中心で「不登校」「引きこもり」の人が多いのですが、元気になって外に出られるようになると、わりと多くの方が言われるのが「自分が人の役に立っているという感じが欲しい」ということです。

当院に来られている人は真面目な人が多いからかもしれません。

確かにそうですよね。金をかせいでぜいたくして生きていけばそれでいいのかというと、人の幸せとはそんなに単純なものではないでしょう。

人間は支え合って生きています。

「こんな自分がどうやったら他の人を幸せにできるのだろうか？」と考えるとヒントが見つかることがあるようです。

答えになっていませんが、そんなことを思います。

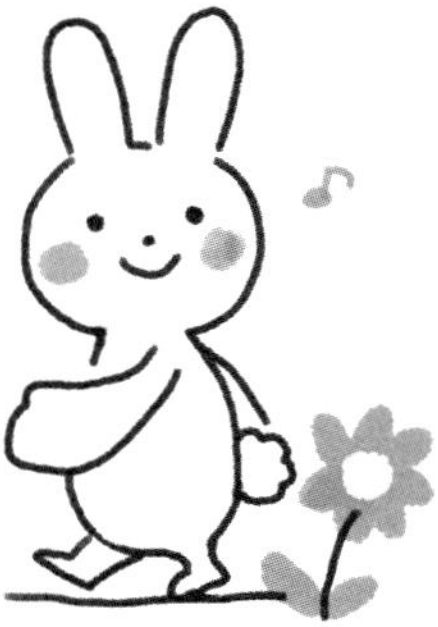

【登校刺激】

Q　質問　不登校の子には「登校刺激を与えない」ことが大切だと言われますが、本当ですか？

A

不登校の子には登校刺激を与えないことが大切、とはよく言われますね。

確かに、不登校の子どもに「学校に行け」と繰り返し言っても、ろくな事にはなりませんね。本人も、登校した方がいいというのは十分わかっておられると思います。

私の考えだと、要は「むだなケンカをしない」ことが大切です。しかられたり、ケンカをしたり、ののしられたりしていると、脳の細胞が萎縮していきます。結果として、うつ状態になったり興奮して切れやすくなったりします。

不登校の人に「学校に行きなさい」と言っても何の解決にもなりません。むだなケンカはしないことが大切です。

私は、「7コの法則」をふまえ、学校に行きなさいとは言わないのですが「家以外で、行くところを増やしましょうね」と言っています。

何とか工夫して、ほめてあげ、一日一日が楽しくなるようにしてあげましょう。そうすると、長期的には脳が元気になります。

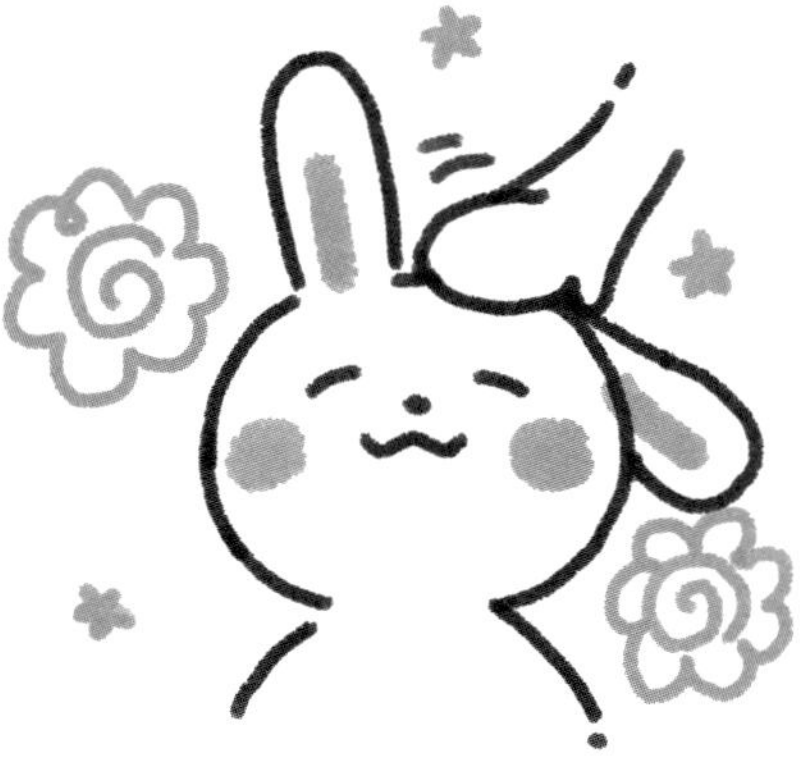

［ほめること］

Q 子どもが不登校で引きこもりです。「ほめるように」とのことですが、不登校の子の何をほめれば良いのですか？

A 人を変えるには「ほめる」しかないのです。しかられて人が変わることはありません。とにかく、何とか、ほめる所を見つけてほめていきましょう。

極端に言えば「生きていること」だけでも偉いことかもしれません。

親と外に出て陽に当たることができただけでも素晴らしいことかもしれません。

たとえば、桜の季節だとすると、花の下でほほえんだ笑顔がかわいいことなどほめてあげるといいでしょう。

【楽しく学校に行くには？】

Q 子どもが楽しく学校に行けるにはどうしたらいいでしょうか？（中1の男児を持つ母親）

A

一般的に言って小学生や中学生がなぜ学校に行くかというと「楽しいから」行っているのです。決して勉強しに行っているわけではありません。

家で家族と過ごすのも悪くはないけど、学校で友達と付き合う方がずっと楽しいのです。だから学校に行くのです。

では、どうやったら学校が楽しくなるのか？

一番簡単な方法は「スポーツマンになること」です。スポーツのできる子は同性の友達からも異性からも好かれます。特に男の子はスポーツができると女の子にモテます。それで学校に行くのが楽しくなります。

「中学校で運動部に入ったら子育ては半分成功」と私が言うのはこのことです。

スポーツでなくても、楽器演奏が上手だったり絵が上手だったりするのもいいと思います。異性にモテるでしょう。

見た目も重要でしょうね。清潔でさわやかなファッションをしていると異性に好感を持たれます。

【異性にモテること】

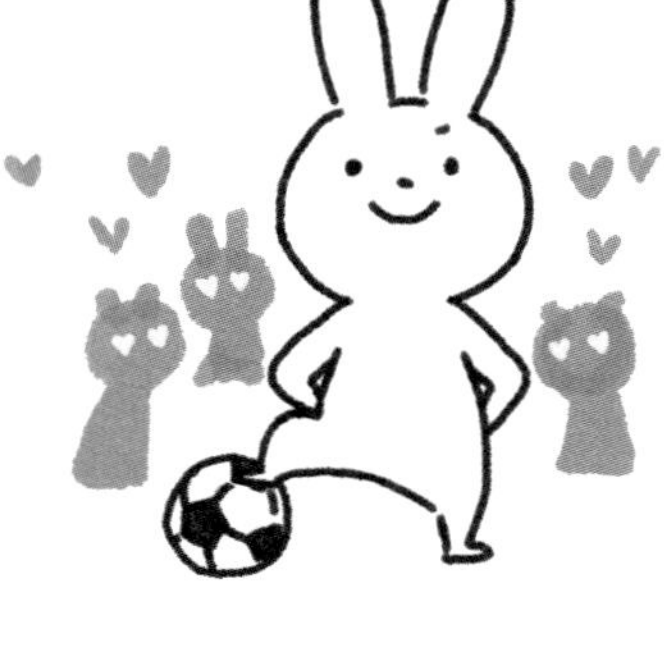

Q 中学生で異性にモテるのがそんなに重要なのですか？

A

中学生に限らず人生全般で「異性にモテる」というのはとても重要だと私は思います。

偉大な心理学者ジグムント・フロイトは「人間を頑張らせているエネルギー（欲動）は、結局は性欲だ」と言って最後まで譲りませんでした。

フロイトの言う「性欲」は、セックスしたいという意味だけではなく、好ましい人と一緒に居たいとか、さみしいのは嫌だとか、もっと広い意味も含みます。

人間が勉強を頑張ったり金持ちになりたがったりするのは、結局は性欲のエネルギーから来ている、というのがフロイトの主張です。

私はこれは正しいと思います。

というわけで、異性に評価されるということはとても重要なことです。

時々子どもに「女の子のことなど考えずに勉強に励みなさい」などとアドバイスする親がいますが、これは間違いだと思います。「スポーツできたり勉強できたりすると女の子にモテるよ。人生が楽しくなるよ」というのが正しい。

【コスパ・タイパ】

Q 小学校４年生の子が不登校になりました。私も忙しいので、コスパ・タイパのいい治療を希望します。何回行けば治りますか？（40歳母親）

A 「効率よく治してほしい」という希望はしばしば聞かれます。皆さま忙しいですからね。

ですが。

子育てというものはそもそも「効率よく」できるものでしょうか？

たとえば不登校ですが、子どもが学校に行かないことだけが問題ではないはずです。子育てでどこか大きな問題を見落としているのです。たとえば、先天的にどこか変わっていて子育てで何か特別の工夫が必要があるのに、それに気づいていなかったとか、小学生のしっかりほめてやらないといけない時期に十分ほめてやっていなかったとか。

そういったことに気づいてやり、足りなかったところは今からやり直し、子どもがしっかり育っていくのを見守るのが「治療」です。「治療」というよりは、「育て直し」のようなものです。
効率よくはできないものです。植物と同じで、育つには時間がかかります。

【不眠】

Q 寝つけなくて、寝るのが明け方の4時ぐらいになっています。起きるのは昼の12時ぐらいです。どうすれば眠れますか？（16歳男性）

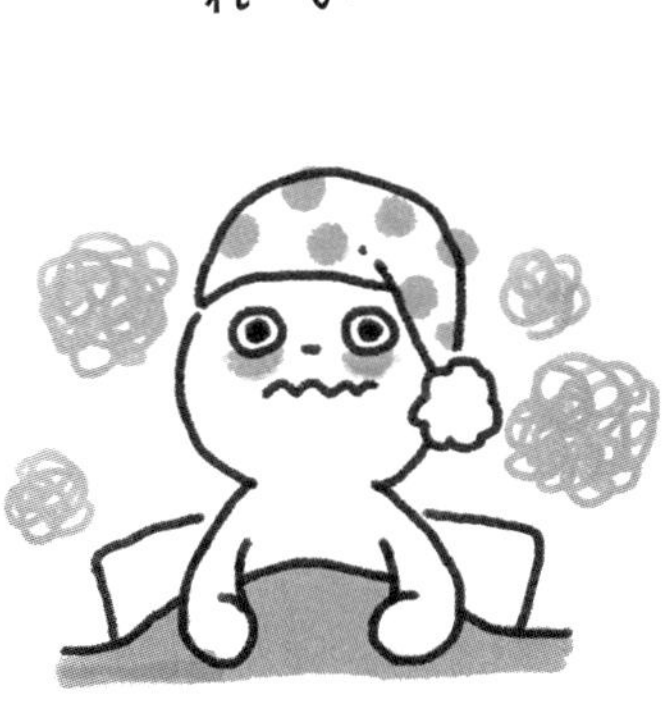

A なるほど。「不眠」というより「昼夜逆転」ですね。生活リズムを立て直したいですね。
「早起きして太陽の光を浴びて汗が出るぐらい運動する」ようにすると、その16時間後に眠くなります。人間の身体はそのように出来ています。
たとえば私の場合ですが、今朝も朝の7時から7時半までジョギングをして汗をかきました。その16時間後ですから、23時、夜の11時には眠くなります。
朝の光を浴びて運動することを1カ月ぐらい続けていると、夜に気持ち良く眠れるようになります。

私はこういうケースの場合、睡眠薬はあまりすすめません。朝の運動が、単純だけど一番効果的です。

［成績が下がらないよう］

Q 中学2年の息子のことです。近頃成績が落ちて来て、学年で40番ぐらいになってしまいました。成績を下げてほしくないので「50番以下になったらこづかいを半分に下げる」ことにしようと思うのですが、どうでしょう?

A 子どもの成績は気になりますね。できれば「学問好き」な子にしてあげたいものです。

一般的に、罰によって子どもをコントロールすることは得策ではありません。下手をすると親への信頼感の喪失につながります。

それから、学問と金銭のこととは別次元のものであり、学

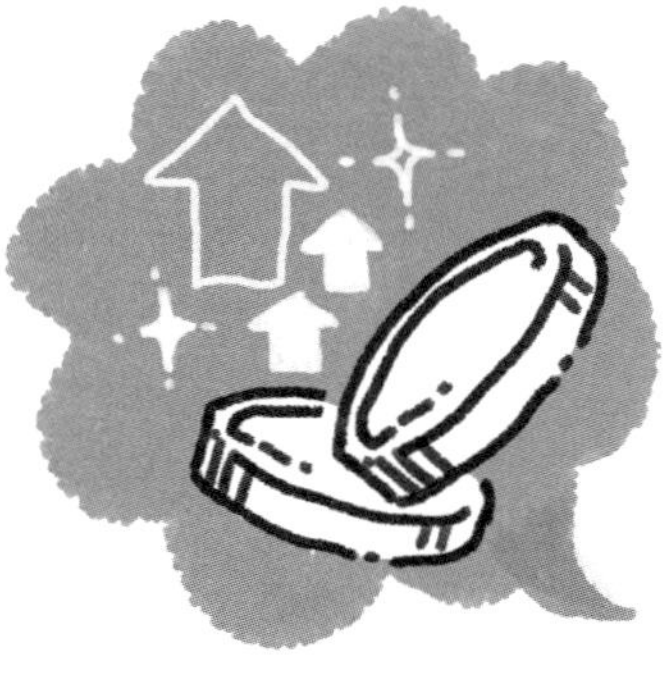

問のことをお金でコントロールしようとするのは、私は良くないと思います。

とは言え、どうしてもこづかいでコントロールしたいなら「いい成績をとれたらこづかいを増やすよ」など、プラスの方のコントロールでやるべきでしょうね。

【説得】

Q　子どもが私の言うことを聞きません。どうしたら言うことを聞くようになりますか？
（中学２年の息子を持つ父親）

A

人を説得するにはどうしたらいいかという質問だと思います。

人間は理屈で動いているように見えても、実はそうではないものです。

このような法則があると私は思います。

（１）人は、自分の尊敬する人の言葉には従う。
（２）人は、自分の気持ちがわかってもらったと感じたとき、その人の言葉に従う。
（３）人は、愛されたいと思っている人の言葉を聞いたとき、その言葉に従う。

まずは、息子さんから尊敬されるようになるといいかもしれません。案外それが近道かもしれません。

また、「気持ちをちゃんとわかってあげること」や、「子どもに好かれる親になっておく」ことも大事でしょうね。

【尊敬】

Q 中学生の息子ですが、進路について私がどんなにきちんと筋道立てて説得しても、言うことを聞きません。なぜなのでしょうか？（中学生の父親）

A

子どもから尊敬されていないからです。

子育てで「親が子どもから尊敬されていることが好ましい」と以前書きましたが、その意味の一つは、このことです（別の意味もあるのですが、またどこかで述べます）。普段から尊敬されていると、子どもはあっさり言うことを聞きます。

親が尊敬されていない場合は、子どもが尊敬している人を見つけてきて、その人に説得してもらうのがいいかもしれませんね。

［子どもに尊敬されるには？］

Q 子どもに尊敬されるにはどうしたらいいのですか？

A 「尊敬する」という行為は強制されるものではないので「親を尊敬しなさい」と命令しても無理でしょうね。

私の考えでは、こうするといいと思います。

（1）真面目に働いている、あるいは世の中の決まり事を守って真面目に生きている。
（2）父母の仲がいい。
（3）父は母をほめ、母は父をほめている。
（4）普段から母は子に「大人になったらお父さんのような素敵な人になるのよ」と言っている（父も子に同じ）。

逆に、こうすると親は子に尊敬されないです。

（1）真面目に働いていない。
（2）父母の仲が悪い。
（3）父は母の悪口を言い、母は父の悪口を言う。

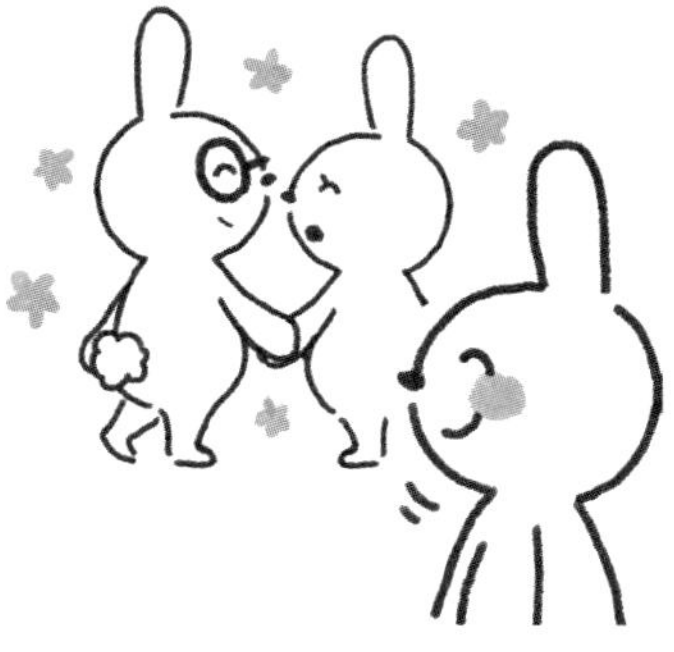

（4）普段から親が子に「お父さんの（あるいはお母さんの）ようになったらダメよ」と言っている。

【成績を上げる】

Q 子どもの学校の成績を上げるにはどうしたらいいですか？

A 「学問の面白さ」をわからせてあげるのが一番なのですが、他にはこの2つです。

（1）スポーツ、特に球技をさせる。

（2）音楽、特に楽器演奏をさせる。

【球技・楽器演奏】

Q なぜ球技や楽器演奏がいいのですか？

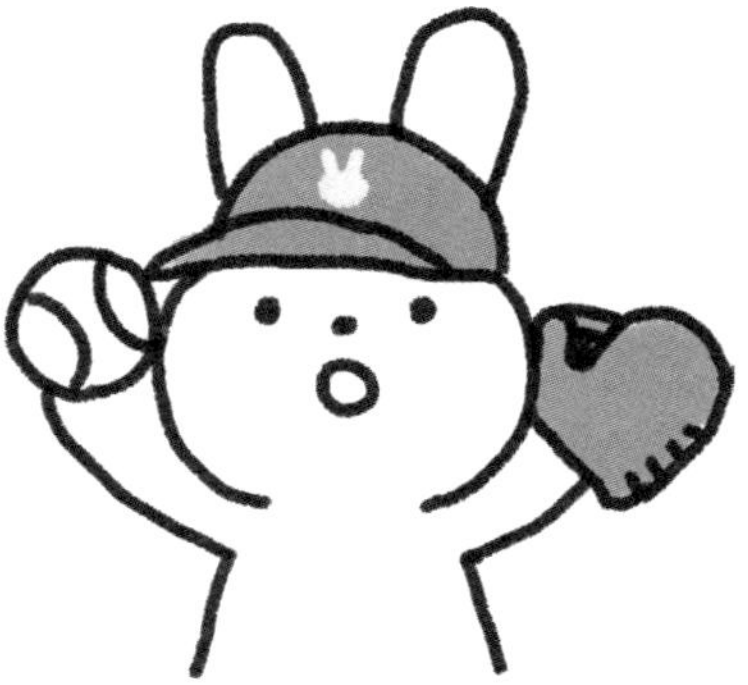

A
　2つ以上のことを同時にすると脳の働きが良くなります。この原理は「感覚統合訓練」にも生かされています。
例えば、キャッチボールですが、上手くやるためには、
1．ボールを目で追う
2．ボールの進行方向に足を使って身体を動かす
3．左手のグラブをボールに向かって差し出す
などの別々の行為を同時にするように、脳の中での情報処理が必要です。これを繰り返しているうちに脳の働きが良くなるのです。毎日じっと座っていたのでは脳の働きは良くなりません。

【楽器演奏】

Q
楽器演奏も脳のためにいいのですね？

A
　その通りです。ピアノやギターをやっている子は成績がいいことが多いと思います。
2つ以上のことを同時にすると脳の働きが良くなります。たとえばギターの場合、

1. 楽譜を見る
2. 左右の手の指を動かす
3. 音を聞く
この3つを同時にするので頭の働きが良くなる、と説明されています。
私の考えでは、あと一要素あると思います。それは、音楽は「美しい」ということです。
音楽をやっている人は一日のうち何時間か「美しい」ものを聞きます。それも脳のためにいいのだと思います。

【理想的な夫婦】

Q 子育てで、理想的な夫婦とはどんなものですか?

A （1）子どもから尊敬されている。
（2）2人がいちゃいちゃしている。

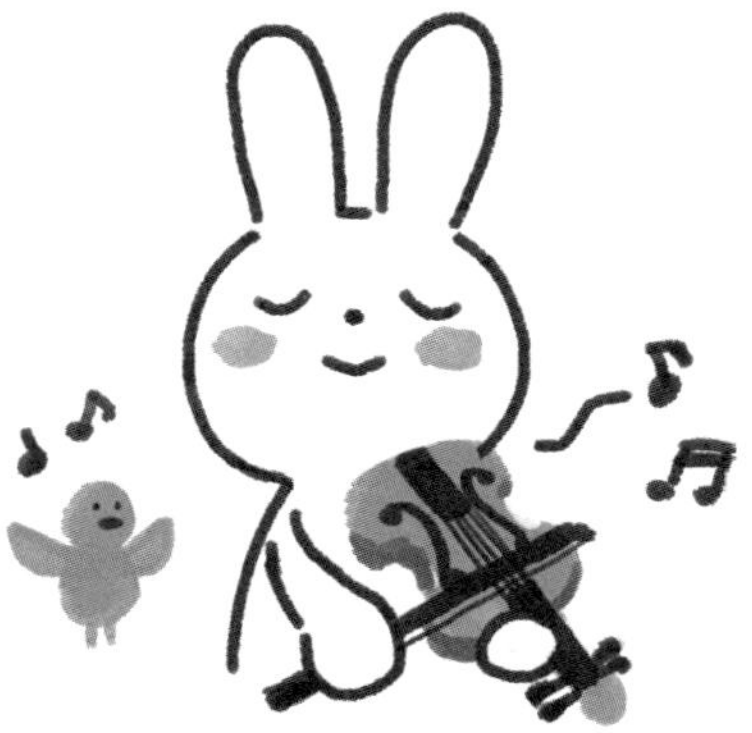

この2つだと思います。

たとえば、娘さんから母親を見て「あんな素敵な人になりたいな。ママみたいな素敵な女性になってパパみたいな素敵な男性と一緒になりたいな」と思って子どもが育つのが理想です。

普段から子どもに尊敬されるように努力しましょう。普段から夫婦仲良くしましょう。

【エディプスコンプレックス】

Q　フロイトの「エディプスコンプレックス」について教えてください。

A　S・フロイトは色々と重要なことを指摘しています。「無意識」の存在を指摘したことが最も重要なことでしょうが、人間の心のエネルギーの中心は「性欲」だ、とか、男の子は父を殺して母とセックスしたいという欲望があるのだ（エディプスコンプレックス）、とか、色々重要なことを言っています。

エディプスコンプレックスについての説明は専門書に譲りますが、私流に超単純化して言えば、「パパとママとはいちゃいちゃしてるのがいい」ということですね。こうしておくと、男の子の場合「大人になったらパパみたいな素敵な男性になりたいな、そして、ママみたいな素敵な女性と結婚したいな」と思うようになります。そして、健全な、しっかりした男性に育ちます。

[子どもに勉強させるには?]

Q 子どもに勉強させるにはどうしたらいいでしょうか?

A 一つの答えとしては「親が勉強していること」です。「理想的な夫婦」のところで書きましたが、「親が子どもから尊敬されていること」が一つの理想の親の姿です。

「観察学習」という言葉があります。人が、自分の尊敬している人のマネをするということです。たとえば、野球をする少年がテレビで見た大谷選手のスウィングのマネをしますが、それが観察学習です。

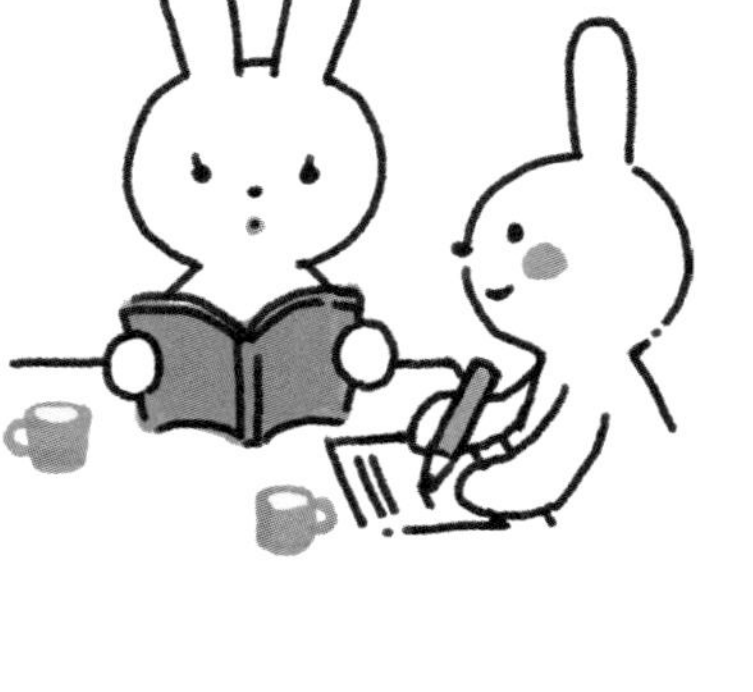

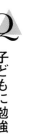

「家庭」というのは観察学習の場です。親が普段から勉強して楽しそうにしていると、子どもも勉強するようになります。説教よりもずっと効果的です。ただし、尊敬されていれ

ばですが。

［シングルマザー］

Q　うちはシングルマザーで、父親がいません。「観察学習」のモデルがいないのです。大丈夫でしょうか？（小学生の息子をもつ母親）

A　大丈夫です。

子どもというのはたくましいもので、自分の手本とすべき人を自分の身のまわりから適当に探してきます。近所のお兄さんとか親戚のおじさんとか野球のコーチとか、本人が時々目にする人の中から自分のモデルになりそうな人を見つけて、手本にします。

一番多いのは「学校の若い男性の先生」ですね。塾とかクラブ活動の先生の場合もあります。

その意味で、シングルマザーの場合、普段から意識的に息子に若い男性と接する機会を作ってあげるのがいいでしょうね。

【約束】

Q ほめて育てるのがいいとのことですが、子どもが約束を守らないときは叱るべきではないでしょうか？

A もちろん、約束は守るべきとは思います。が、約束の内容にもよります。

このケースで、どんな約束だったかを母親に尋ねてみると、「明日は学校に行くよね」と母親が言ったら、子どもが「うん」と答えた、というものでした。翌朝、子どもが学校に行かないので母親が「約束破り」だと怒ったのですね。

子どもの側からすると「無理矢理学校に行く約束をさせられた」ということでしょうね。

母も子も、どちらも可哀想だと思います。

子育ては叱ったら失敗です。

子どものできそうなアドバイスをして、できたらほめてあげる、というのを繰り返していきましょう。

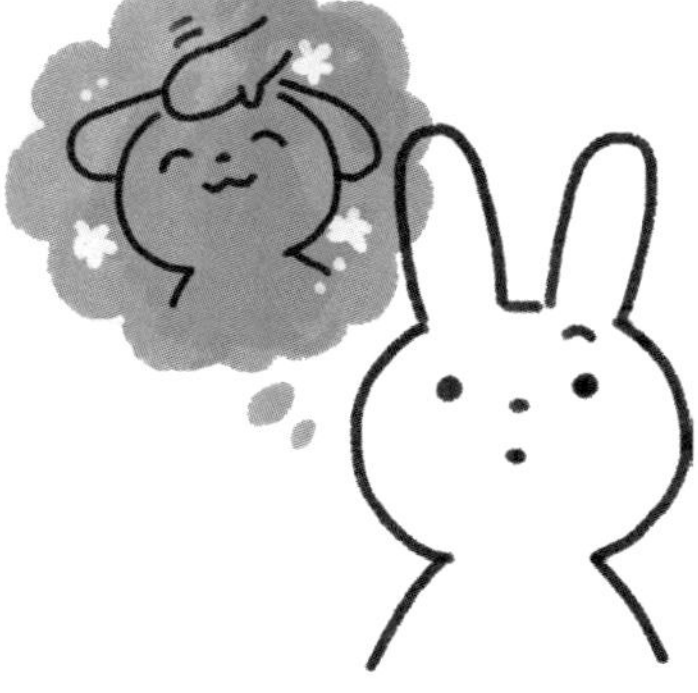

第4章

子育てアレコレ　その2

【やる気と抗うつ薬】

Q 子どもにやる気を出させたいです。抗うつ薬を飲めばやる気が出るのですか？

A 「うつ状態」とは大ざっぱに言えば「気分が暗い」「やる気が出ない」ということです。「抗うつ薬」は「気分が暗い」という症状には比較的効くと言われていますが「やる気が出ない（意欲減退）」という症状にはあまり効かないとされています。「やる気」を出させるには「工夫」の方が重要でしょうね。

【やる気と好奇心】

Q 子どもにやる気を出させるにはどうしたらいいですか？（その1）

A 「やる気」というのはとても大事ですね。子どもの心の相談は、結局は「やる気を出させるにはどうしたらいいか？」に尽きるかと思います。

画家で教育者の高橋昌人先生(※)の言葉にこんなのがあります。

「自由について
自由と好奇心はおともだち。
こどもの頃に大事にしておくと、どちらも立派に成長して
こどもたちのやる気を育てると私は思います」

とてもいい言葉だと思います。「やる気のある子どもを育てるにはどうしたらいいか？」への答えでしょうね。

「自由」と「好奇心」と「やる気」はお友達なのです。

子育てで自由と好奇心を大切にすると「やる気」にあふれた子どもになるでしょう。子どもの場合、「好奇心がある」のと「やる気がある」のとは同じ意味なのでしょうね。

※アートゼミ子ども絵画教室代表

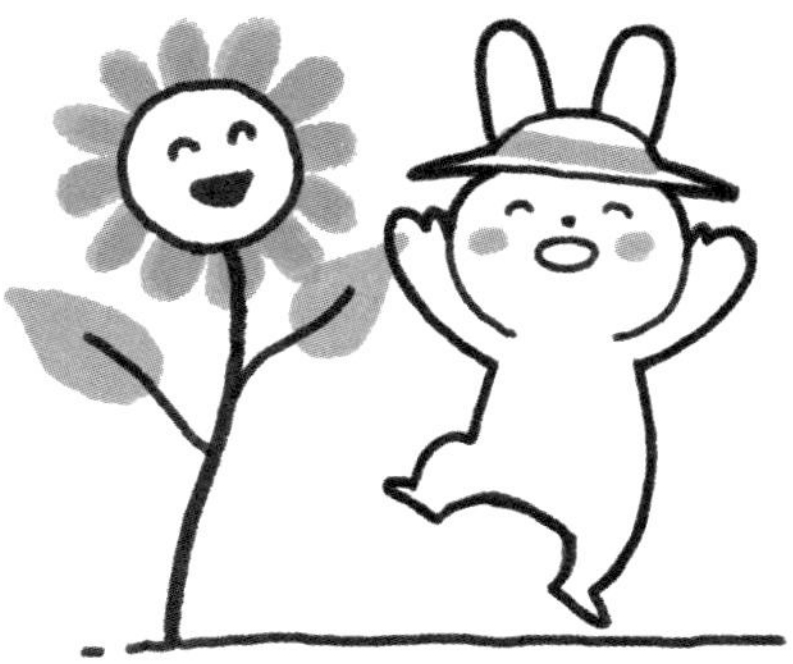

【やる気と夢と異性】

Q 子どもにやる気を出させるにはどうしたらいいですか？（その2）

A

私の考えでは、若い人がやる気を出すのは次の２つの場合ですね。

（1）自分の夢を見つけたとき。

（2）異性にもてたい、と思ったとき、あるいは好きな異性ができたとき。

やる気を出させるには、遠回りのようでも、「夢を見つける」のがいいかと思います。「画家になりたい」という夢を持つとか、色々な仕事を見て、その仕事をしている人の話を聞くとか。心理検査で「どんな仕事がその人に向いているか？」がわかるものがありますので、それを受けてみるのも良いでしょう。それから、「好きな人ができる」のもいいことだと思います。偉大な心理学者のフロイトは「人間のエネルギーの根源は性欲だ」と言っています。若い人の集まりそうな場所に連れて行ってあげるとか、おしゃれをさせてあげるとかはとてもいいと思います。アイドル歌手のコンサートに連れて行ってあげるのもいいでしょう。

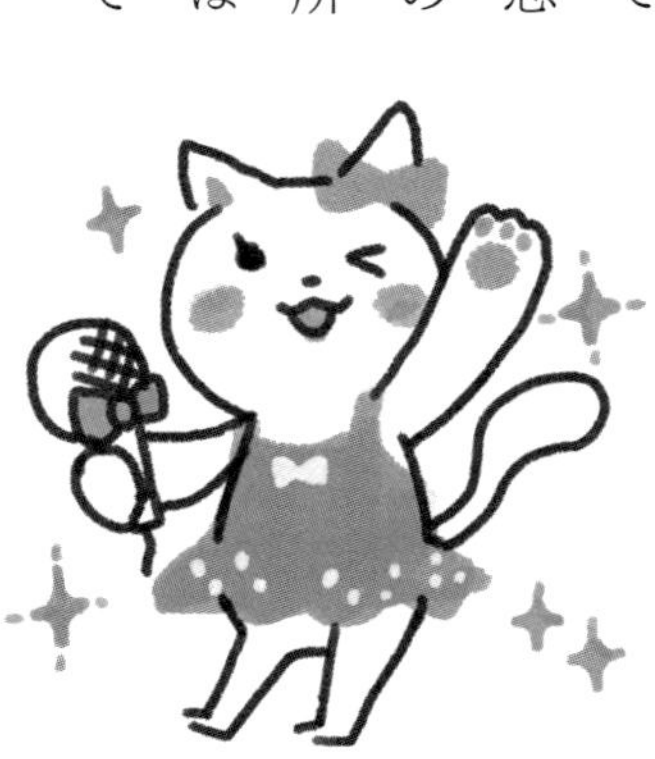

【子育ては3つ半】

Q 子育ての基本について教えてください。

A 子育ては3つ半のくり返しです。

「ほめる」「共感する」「約束を守る」に加えて「しかるときは、一つだけのことを短く強く愛情を持って」です。

「ほめること」について。人は叱られて変わる事はありません。人を変えようと思ったらほめることです。

「共感すること」について。人は自分の気持ちをわかってもらったときに元気が出ます。

「約束を守ること」について。あたりまえのことですが、小さな約束でも守ることは大切です。守れなかった場合はちゃんと謝ることです。基本的信頼感につながります。信頼感のないところからは何も育ちません。

「しかるときは一つのことだけを短く強く愛情を持って」について。良くないしかり方は、二つ以上のことをダラダラとゆるく長くクドクドとしかることです。反感を招くだけで逆効果になります。

【ほめ方のコツ】

Q　ほめ方のコツを教えてください。

A　子育ての基本は「ほめる」ことです。ほめまくって育てれば大きな失敗はないです。

が、コツを書いてみます。

（1）ほめすぎてかまわない。

ほめすぎて子育てを失敗することはありません。

（2）しかられて人が変わることはない、と知っておく。

（3）勉強をほめてもほめたことにならない。

勉強とか手伝いをほめても、ほめたことになりません。それは、親のコントロールの手段というものです。もちろん、テストの点が良かったらほめてあげればいいのですが、友達と仲良く遊べたこととか、人に優しくしたこととかを特にほめてあげましょう。容姿を

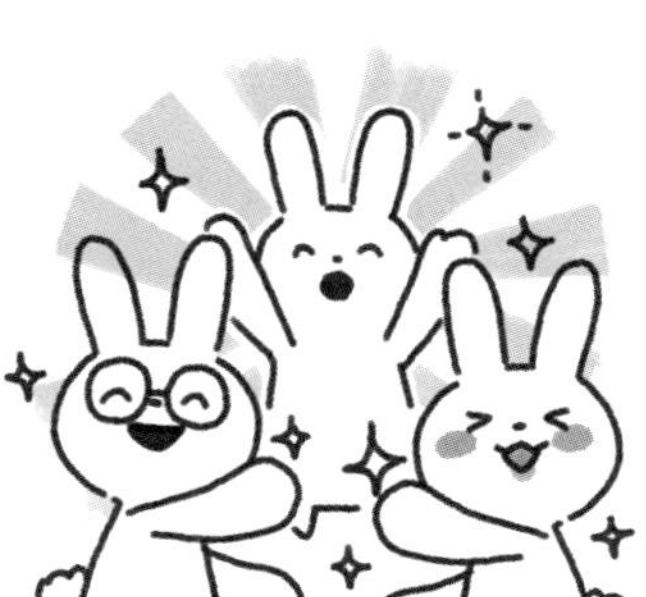

ほめてあげることも大切です。大人でも嬉しいものです。
（4）結果ではなく、努力したことについてほめる。
（5）単純にほめる。
複雑なほめ方はやめましょう。たとえば「さすが○○家の跡取り息子だ」など。
（6）親が心のゆとりを持っておくこと。
案外、これが一番難しいことかもしれませんね。ゆとりがないとほめられません。

【基本的信頼感】

Q　赤ちゃんの頃の子育てについて教えてください。

A　0歳から3歳ぐらいまでの時期を私は「赤ちゃん期」と言っています。よく「小さいときは甘やかした方がいい」と言われますね。
その通りだと思います。0歳から3歳ごろまでの心理学的テーマは「愛される」ということです。人は愛されることによって人を愛することを覚えます。この時期のテーマを「基本的信頼感の獲得」と言います。すべては信頼関係から生まれます。この時期に他者を信頼することを学んでいない人は、その後の人間関係の能力が成長しません。3歳以降のテーマの「良い自己イメージの獲得」などの心の成長が上手くいきません。

「境界性人格障害」「反社会性人格障害」などの人格の障害は0歳から3歳頃のこの課題が獲得できていないことが原因だと説明されています。

赤ちゃんの時はとにかく抱きしめて可愛いがってあげましょう。

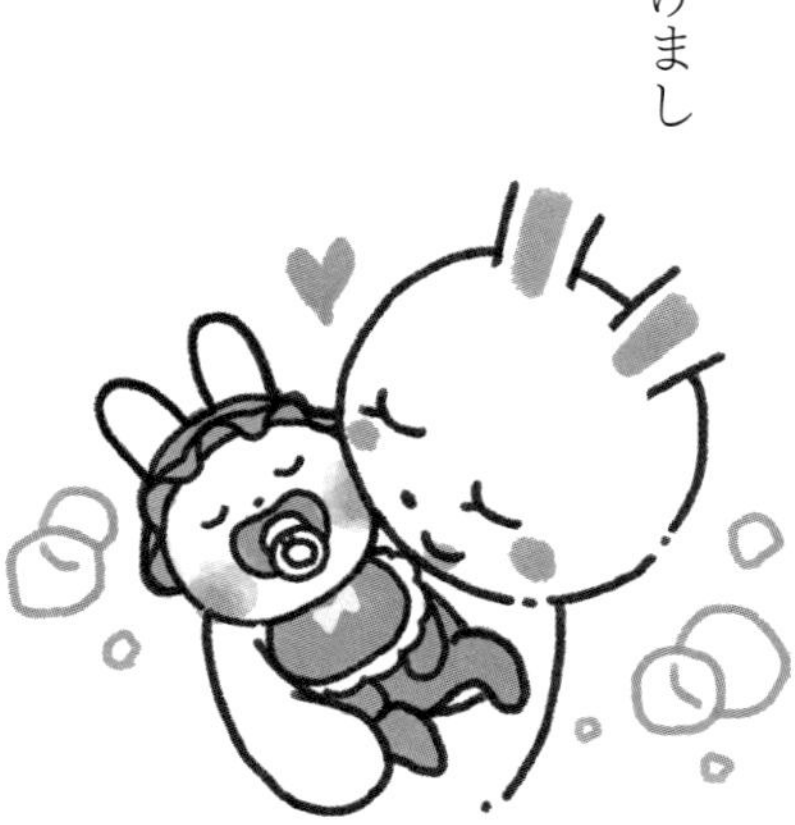

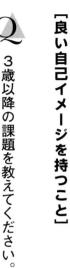

【良い自己イメージを持つこと】

Q　3歳以降の課題を教えてください。

A　3歳頃から10歳頃までの課題は「良い自己イメージを得ること」です。「自己イメージ」とは、自分で自分にどのようなイメージを持っているか、ということです。

客観的に高い能力を持っている人でも「自己イメージ」の悪い人は存在します。3歳頃から10歳頃までの時期にしかられ続けて育てられると、「自己イメージ」の悪い人が出来あがります。何でも悪い方に考えてしまい「きっと自分は人から悪く思われる」「きっと自分は失敗する」などと悪い方悪い方へと考えていってしまうのです。

逆に、客観的には高い能力を持っていない子でも、この時期に楽しいことをさせてもらってほめてもらって育つと「自己イメージ」の良い子ができます。例えば知的障害のある子でも、毎日毎日ほめられて育つと「自己イメージ」が良くなります。「きっと自分は努力すれば出来るようになる」「きっと自分は人から受け入れてもらえる」などいわゆる「ポジティブ思考」の人になります。

特に3歳から10歳までは、つとめて楽しいことをさせてあげ、ほめて育てましょう。

【悪ガキ期】

Q　小学生の時期の子育てのポイントを教えてください。

A　前記の3歳から10歳ぐらいの時期を、私は「悪ガキ期」と言っています。普通は「学童期」というような言い方をしますが。

Q どうして「悪ガキ期」というのですか？

A この時期の心理学的テーマは「良い自己イメージを持つこと」です。

この年代の子どもは活発で好奇心に満ちていて、奔放で、次から次と大人のびっくりするようなことをします。そうやって自分の世界と自分の可能性を広げていきます。言葉を替えると「いたずら盛り」で「悪ガキ」です。

この時期に「いい子」でいるのは問題ありです。子どもらしさを発揮できていないということです。

この時期は伸び伸びと楽しく奔放に生きて、しかもほめてもらうということが必要です。「悪ガキ」でいながらもほめてもらい、自己イメージが良くなるということが必要なのです。ですから私はあえて「悪ガキ期」と言っています。

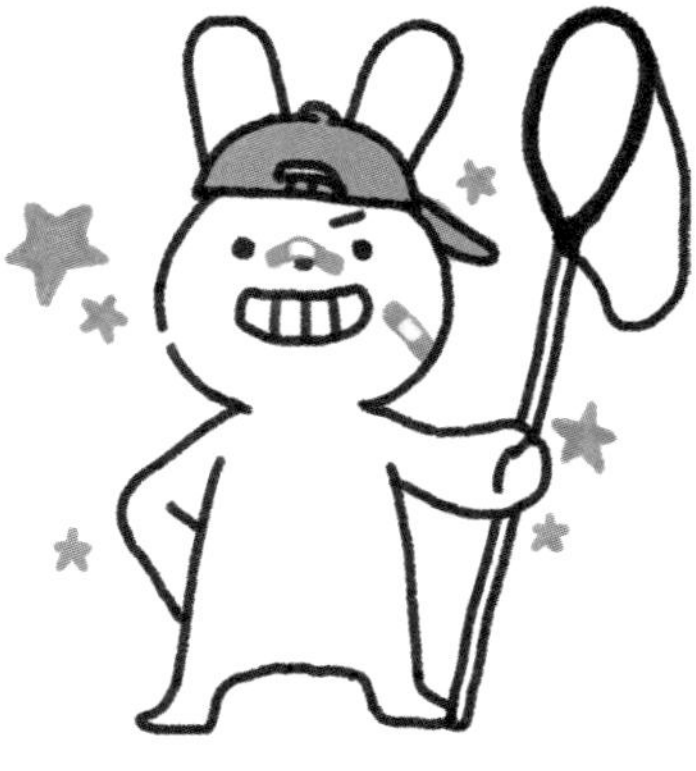

［思春期］

Q 思春期について教えてください。

A 10歳から30歳ぐらいまでが思春期です。

「赤ちゃん期」「悪ガキ期」の心理学的課題をクリアできると、次はいよいよ思春期です。思春期はいつまでか、という説には色々ありますが、私は一応10歳から30歳までという説を採用しています。

私の専門は「思春期の心理学」です。思春期の心理を語り出すとあまりにも深くてキリがないのですが。

思春期のテーマは「アイデンティティを得ること」です。失敗と挫折を重ねながら自分に合った生き方を見つけていくということであり、これはとてもつらく苦しい過程です。

でも、美しい過程でもあります。

「すべての素晴らしいものは青春に生まれる」という言葉があります。「青春」とは「思春期」のことです。

【アイデンティティ】

Q 思春期のテーマは何ですか？

A 思春期の課題は「アイデンティティをつかみ取ること」です。

偉大な心理学者エリク・エリクソンが私たちに残してくださっている概念が「アイデンティティ」です。

アイデンティティの中身は次の5つです。

1. 自分は何を大切と考えるか、何を大切と考えないか。
2. 自分は何を努力するか、何を努力しないか。
3. 自分にはどんな能力があるのか、どんな能力がないのか。
4. 自分は何をつかむのか、何をあきらめるのか。
5. それらを自分で意識していること、また、他人からも認められていること。

これらがつかみ取れると人生の後半が充実して安定します。

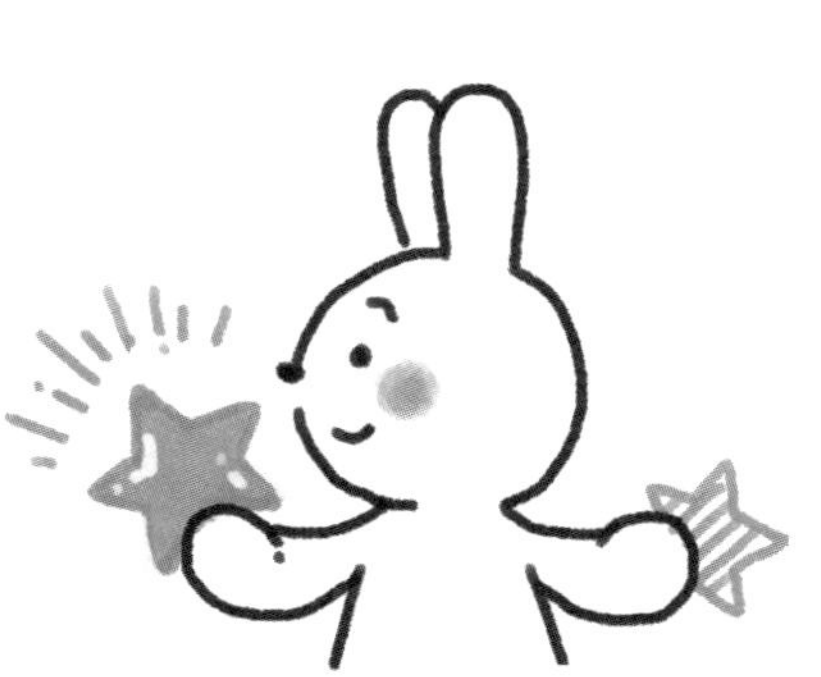

【昔は「思春期」はなかった】

Q 昔は「思春期」はなかった、のですか？

A

価値観の多様化により「思春期」は生じます。価値観や人生観が多様でない社会では「思春期」はないということです。

日本では、太平洋戦争以前には一般人には思春期はなかった、と言われています。一般人では「男の子なら家を継ぐ、あるいは立派な兵隊さんになる」「女の子は賢いお嫁さんになる」というような価値観が普通だったからです。一般人の若者が「人生の意味とは何だろうか？」「本当の生きがいとは何だろうか？」などと悩むことは少なかったと思われます。一部の教養のある人たち、たとえば夏目漱石さんとか芥川龍之介さんとかには「思春期」があったのです。

漱石の「三四郎」という小説は「青春小説」ですね。自分の納得のできる生き方を求めて命がけで苦闘する物語は、今読んでも新鮮です。

たぶん漱石は、江戸時代が終わって明治時代になり、「個人個人が自分で納得できる生き方を自分の手でつかみ取らないといけない」ということを示したかったのだと思います。

【なぜ思春期がある？】

Q なぜ「思春期」があるのですか？

A 大人の知恵が役立たないので「思春期」が生じます。

社会の変動がないのならば年少者の知恵よりも年長者の知恵の方が勝ちます。ですので、思春期は必要ありません。江戸時代などの社会の変動のない時代には「思春期」はないし、ある必要もないのです。大人の知恵の方が勝ちますので、子どもは大人から学んでいればいいのです。

社会が複雑になると、「大人の知恵」は役立ちません。現代のような複雑な社会では「大人の知恵」に従っていてはいけないのです。自分の価値観を持たないと生きていけません。それで「思春期」が生じます。

別の角度からから言うと、中学生になって親の意見を聞いているような子どもは心配だ、ということです。思春期に入ったら自分の頭で考えてやってみる、失敗したら自分で考えてやり直す、そういう生き方をしないといけないのです。

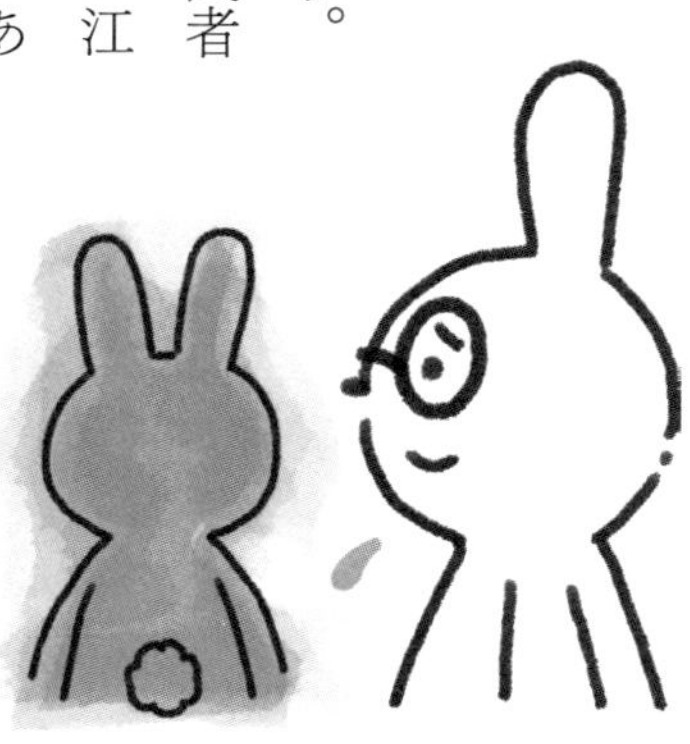

[思春期の始まり]

Q 思春期はいつ始まりますか？

A　女の子は胸が出てきたら、男の子は勃起が始まったら、思春期の始まりです。10歳か12歳頃からです。

思春期のテーマは「親を踏み台にして乗り越え、自分で納得のできる生き方をつかみ取ること」です。

それまでの「悪ガキ期」の子どもとは全く別の生き物と考えた方が良いでしょう。

まず、親の言うことを聞かなくなります。親がどう思うか、ではなくて、友達からどう思われるか、の方を気にするようになります。

それから、親にすべてを喋らなくなります。「今日、学校で何があった？」などと尋ねても、「べつに」などと返事し、すべてを語らなくなります。

それが思春期です。

[思春期はいつまで？]

Q 「思春期」とはいつまでですか？

A

始まりは10歳か12歳ぐらいです。終わりは現代の日本では30歳ぐらいと考えられることが多いのですが、私は個人的には現代の日本では40歳までかかると思っています。

社会が複雑化すればするほど「自分で納得のいく生き方」は見つけにくいのです。また、見つけるためには「失敗と挫折」が必要です。自分で考えて頑張って生きてみる、でも挫折する、これを繰り返していかないと「自分の生き方」はつかみ取れないのです。

恥ずかしい話ですが、私の場合は、それがつかみ取れたと感じられたのは52歳ごろでした。長い思春期でした。

［アイデンティティをつかみ取る］

Q アイデンティティをつかみ取れた人はどうなりますか？（その1）

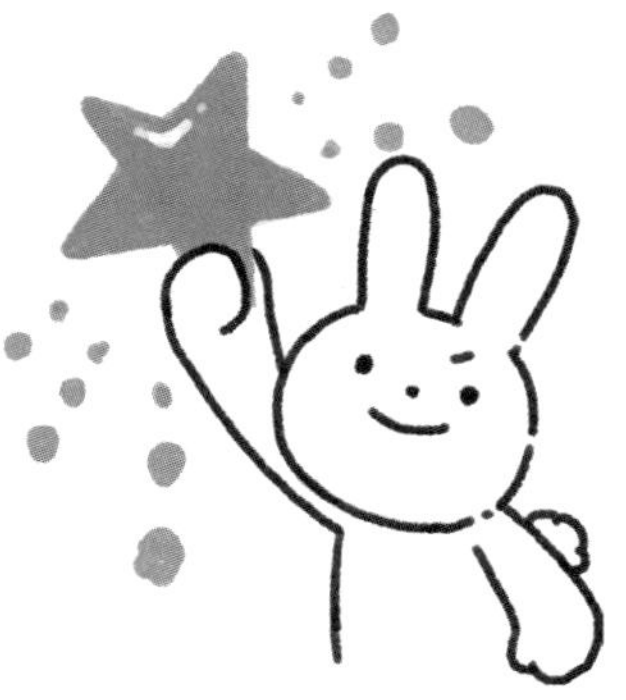

A

アイデンティティ（自分で納得のできる自分に合った生き方）をつかみ取ることはなかなか難しいことです。血のにじむような努力と、失敗と挫折が必要です。ですので、「アイデンティティ」を「得る」というよりも「つかみ取る」という表現をされることが多いのです。歳をとれば得られるというものではありません。一生つかみ取れない人もいます。

アイデンティティをつかみ取れた人は人生の後半が充実します。

具体的には、目立たずに地味に生きています。だけども、生き生きしています。歳を取って、目立たないけども生き生きと生きている、そんな人がいますよね。そういう人は多分、アイデンティティをつかみ取れた人です。

【アイデンティティと心の病気】

Q アイデンティティがつかみ取れた人はどうなりますか？（その２）

A

「心の病気」という面から言いますと、すべての症状が消えます。あるいは、気にならなくなります。

たとえば、私は「吃音症（どもり）」ですが、アイデンティティがつかめれば、そんなことは気にならなくなります。そんな小さなことを気にしたって仕方がない、一度限りの人生だから、自分にあった生き方をしていこう、そういう気持ちになれるということです。

たとえば「思春期やせ症」というのがありますが、本格的な治療をするのであれば「アイデンティティを見つけていく」というのが根本的な解決だ、と私は考えています。自分で納得のできる自分に合った生き方が見つかれば体重のことなど気にならなくなります。

ただし、アイデンティティをつかむにはとても長くかかります。当院に来られていた「思春期やせ症」の人で、解決するのに十数年かかった方が居られました。今はとても元気で地道に充実した生き方をされています。

【アイデンティティが得られないと】

Q

アイデンティティをつかみ取れないとどうなりますか？

A

アイデンティティをつかみ取ることは大変なことです。自分で納得のいく生き方がつかみ取れないまま時間がたち、身体だけが歳を取っている例は沢山あると思います。

例えば「子どもの不登校」ですが、詳しく話を聞いていると、親のアイデンティティが確立していないケースがあります。親自身が自分の生き方・価値観などが確立していないため、落ち着いて地に足のついた子育てができていないのです。

例えば、「いい大学に入ること」は大事なことかもしれません。が、大きな目で見るともっと大切なことがあるはずです。そういう視点が持てていないので、世間一般の価値観に流されてしまい、「いい高校・大学に行かないといけない」と子どもに強制してしまって、結果的に子どもが不登校・引きこもりになっている等の例です。

このようなケースでは「どうやったら子どもが学校に行くのか」を考えるのではなく「そもそも子育てとは何なのか」「人間の幸せとはそもそも何なのか？」というようなことを考えることが重要になります。

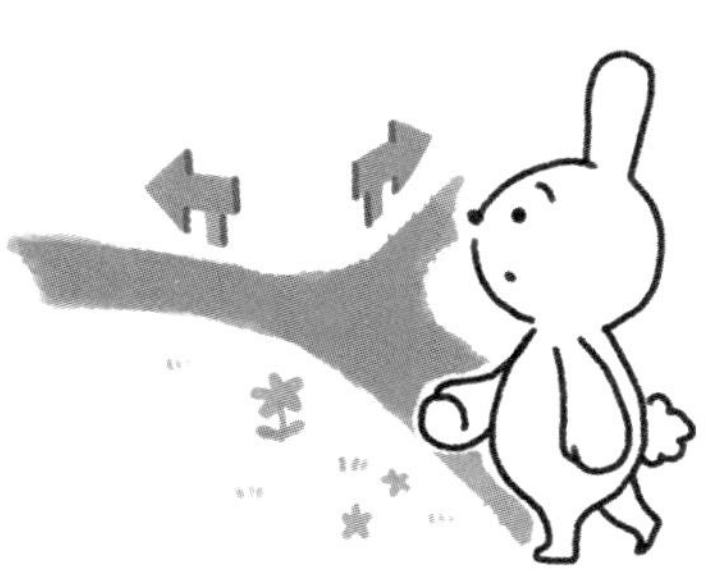

第5章

少しだけ宗教的に

【幸せとは】

Q 幸せについてどう考えますか？

A 私は特定の宗教を信じたり宗派に属したりするものではありません。

でも、歳を取り、人の営みは人知を超えたところで行われているのではないかと思うことも多くなりました。

私は基本的にはフロイトの心理学を基礎として勉強しました。そのあと、C・G・ユングと関係した書物を読むことが多くなりました。ユングの心理学は宗教（キリスト教や仏教）からの影響が強いです。

それから私は、40歳ごろから仏教の修行（「内観」と「禅」）に時々行くようになりました。

人は一人では生きていけません。互いに支え合って生きています。

以下のように考えると幸せに近づけるのではないかと思います（これは、ある尊敬すべき人からのほぼ受け売りなのですが）。

（1）「こんな自分がどのようにすれば他の人を幸せにできるのだろうか」と考える。

（2）「幸せに結びつく糸」というのは誰の前にも垂れ下がっているのだそうです。太い糸も細い糸もあります。気をつけないといけないのは「にせもの」の糸もあるということですが。正しい糸をたぐっていけば、糸がだんだん太くなり、誰でも幸せになれます。

この、「幸せになる糸」というのは、私の考えでは「人」だと思います。結局、人間の幸せというのは「どんな人と出会いどんな人と親しくするか？」ということではないでしょうか？

（3）自分をみがく努力をすることが大切。待っているだけでは幸せは来ません。「いい人」に出会うにも、待っているだけでは出会うことはできません。自分をみがく努力をしているときに「いい人」に出会えます。

（4）神様が喜びそうなことをする。

私は神様が本当にいるかどうかは知りませんが、仮に神様がいるとしたら神様がどう考えるかを想像してみるとわかりやすいようです。

神様はたぶんこんなことをすると喜びます。

人に親切にする

約束を守る

勉強をする

努力をする
きれいな音楽を聞く、歌う、演奏する
スポーツをする
陽に当たる
笑顔で人に接する
早起きをする
友達や恋人や家族と楽しく過ごす
まじめに働く
掃除をして部屋を清潔にしておく
風呂に入って身体を清潔にしておく
きれいな花を見る、花を飾る
余計な口出しはしない
しっとはしない

神様はこんなことをすると喜ばないと思います。
嘘をつく

裏切る
働かない
さぼる
勉強をしない
努力をしない
他人を自分の利益のために利用する
不機嫌な顔を他人に見せる
いばる
スポーツをしない
陽に当たらない
友達や恋人や家族と楽しく過ごさない
掃除をしない
夜ふかしをする
食べ過ぎる
酒を飲みすぎる
余計な口出しをする

しっとする

たとえばですが、親が、ほかの保護者のやりたがらない子どもの運動会の役員をしたとしたら、神様は喜ぶでしょうか？　喜ぶでしょうね。

たとえばですが、担任の先生がパチンコ店に入るのを見かけたとき、他の保護者に言いふらしたとして、神様は喜ぶでしょうか？　あまり喜ばないでしょうね。

そう単純ではないでしょうが、右記のような発想をすると色々な物事のヒントが見えることがあると思います。

あとがき

子どもは、かわいいですね。

特に4歳ぐらいまでの子どもは「天使」という感じがします（時に「悪魔」になりますが）。

私は、6歳から12歳ぐらいまでの「悪ガキ期」から「思春期の入り口」ぐらいの子どもと遊ぶのが特に好きですね。生命のエネルギーに満ちあふれていて、面白い。

とはいえ、現代の日本は、若い人が幸せに生きるのがとても難しいです。

私自身18歳から29歳頃まで「死のう」と思っていました。自分の思春期がうまくいかなかったのですね。いまだに自分の変な性格に悩んでいます。親の悪口を言ってはいけないのですが、親は私の子育てに失敗したと思っています。もっとひねくれていない素直な性格になるような子育てをしてほしかったです。

などと考えながら生きてきたのですが不思議なもので、いつの間にか「思春期の心理学が専門」という精神科医になっていました。もう、40年になります。

私のクリニックには「子どもに元気になってほしい、でも薬はあまり飲ませたくない」という方がたくさん来られます。薬を使わずに子どもの心を元気にするにはどうすれば良いか、という話です。

私なりの考えを書いてみました。私のオリジナルの考えもありますが、昔から言い古されている「常識的な」こともたくさん書きました。「そんなことわかっているよ」と思われた箇所もたくさんあったでしょう。

子育ての相談というものは細かいところが大切です。「子どもがこんなことをしたとき、親はどんな表情をすべきか？」などの細かいところがとても大事です。私のクリニックではなるべく丁寧にやろうとしているのですが、全く不十分です。すみません。言い訳になりますが、日本の医療制度では「ゆっくり、丁寧に」やっているとお金が儲からないのです。

この本に書いたことも細部が不十分です。物事の本質は細部に宿ります。何気なく子どもと過ごす5分間や10分間の中にとても大事な宝物が含まれていることが多いです。

この本が子育てを見直すちょっとしたヒントにでもなればとても嬉しいです。皆様のお幸せをお祈りします。

［参考にした本］
・アンリ・エレンベルガー著『無意識の発見　上・下』弘文堂　一九八〇年
・杉山信作編『子どもの心を育てる生活』星和書店　一九九〇年
・『心理学辞典』有斐閣　一九九九年

●著者略歴

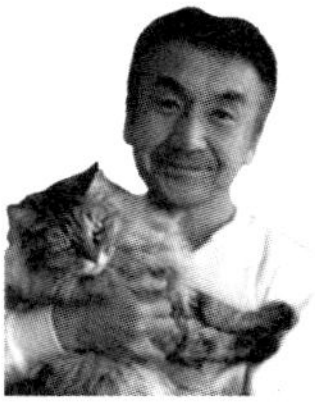

高田広之進（たかた・ひろのしん）

1956年鳥取市生まれ。岡山大学医学部医学科卒。広島市児童総合相談センターなどの勤務を経て2003年に「たかたクリニック」を開業、子どもや大人の心の相談にあたっている。精神科医、臨床心理士、就実大学非常勤講師。趣味は絵画・彫刻制作、卓球、ジョギング。
著書に『心を育てる子育てマニュアル』『私の子育て、これでいい？』（吉備人出版）『○×でわかる！子どもを真っ直ぐに伸ばす「言葉がけ」』（主婦の友社）など。

薬を使わずに子どもの心を元気にするには？

2025年2月14日　発行

著者　高田広之進
発行　吉備人出版
　　〒700-0823 岡山市北区丸の内2丁目11-22
　　電話 086-235-3456　ファクス 086-234-3210
　　ウェブサイト www.kibito.co.jp
　　メール books@kibito.co.jp
印刷　株式会社三門印刷所
製本　株式会社岡山みどり製本

ISBN978-4-86069-758-7　C0047